太無眞 朴海福 禪師

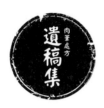

1

푸른솔

太無眞 朴海福 禪師 肉筆 處方 遺稿集 1
태무진 박해복 선사 육필 처방 유고집 1

2022년 10월 17일 초판 인쇄
2022년 10월 27일 초판 발행

원문 / 박해복
저자 / 재단법인 동의정리학연구회 편찬위원회
발행자 / 박흥주
발행처 / 도서출판 푸른솔
편집부 / 715-2493
영업부 / 704-2571
팩스 / 3273-4649
디자인 / 여백 커뮤니케이션
주소 / 서울시 마포구 삼개로 20 근신빌딩 별관 302
등록번호 / 제 1-825

© 財團法人 東醫定理學研究會

값 / 70,000원

ISBN 979-11-979876-1-8 (93510)

太無眞
朴海福
禪師

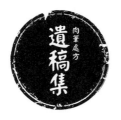

肉筆處方
遺稿集

1

財團法人
東醫定理學研究會
編輯委員會

푸른솔

유고집 출간을 하면서

할아버지에게 떼를 써서 자기가 하고 싶은 것을 기어이 얻어내는 철부지 응석받이 손주처럼 때만 나면 '강의해주세요'를 요청하고 또 요청했습니다. 그리하여 이태원 인왕(仁旺)한의원 3층 강의실에서 격주로 정규적인 '동의정리학 강의'가 시작되어 53회까지 진행됐습니다. 강의를 통해 산에 가서 참선하면서 공부하지 못하는 한의학도들의 학문적 갈증이 해소될 수 있었고, 2008년에 그 자료들을 묶어 '21세기 한의학을 선도할 한국의 전통한의학 東醫定理學'이란 제목으로 도서출판 푸른솔을 통해 출간했습니다. 이 책의 앞부분의 '출간을 하면서'라는 서문에서 태무진 박해복 스승님께 사사하였던 과정과 함께, 참선하고 논쟁하면서 공부했던 한의사 도반들에 대한 이야기를 썼던 기억이 있습니다. 그 후 14년이 지나 유고집을 출간하게 되어 정리학도의 한 사람으로서 기쁘기 그지없습니다.

태무진 선생님께서 타계하신 뒤 저는 슬픔을 가누지 못하며 지내면서도 장례를 치른 유족들은 얼마나 힘든 시간을 보내시고 계실까를 생각했습니다. 그러던 차에 태무진 박해복 스승님의 가업을 이어 진료하던 박유근 원장님께서 한번 만나기를 청하여 스승님께서 생전에 진료하시던 인왕한의원으로 찾아가 만

났습니다. 박 원장님은 제 눈 앞에 있는 5~6개의 상자 가운데 하나를 열어 노트 한 권을 내 보이면서 스승님께서 기록하신 자료들이라고 했습니다. 그리고 "국태 선생께서 보관하면서 학문의 발전에 도움이 될 수 있게 출간을 해주세요"라고 말했습니다. 그때 받은 노트에는 친근한 붓 펜으로 쓰신 처방자료, 참선하시던 중 떠올린 생각들을 기록하신 자료, 주제를 정해 집필하시던 자료들이 있었습니다. 거의 모든 자료들이 처음 접하는 것들이었습니다. 긴장되어 숨 죽이면서 대강을 훑어보고 다른 노트들의 겉표지를 대충 살펴보니 '夢想錄(몽상록), 夢附錄(몽부록)'이라 쓰여 있었습니다. 평소 참선하시고 얻으신 내용을 메모하시고, 그것을 바탕으로 글을 쓰시고, 처방을 완성해 나가는 과정이 들어나 보이는 귀한 자료들이었습니다. 건네받은 노트를 다시 박스 안에 넣으면서 "직계 자손이신 박 원장님께서 이 귀한 자료를 보관하셔야 될 것 같습니다"라고 말했습니다. 그리고 보관하시고 계시다가 한의사이자 의사이신 박 원장님께서 출간을 하시든지, 아니면 시간이 흘러 동의정리학을 발전시킬 역량이 있으신 분이 나타나시면 그 분에게 전해서 동의정리학의 귀한 처방이 한의학계에 드러나게 하는 것이 좋겠다는 의견을 얘기했습니다.

태무진 스승님께서 선계로 입적하신 뒤로 재단법인 동의정리학연구회 강의는 생전에 강의하시고 토론하였던 자료들로 강의 자료가 만들어져 대치동 은마상가 동의정리학연구회 강의실에서 지금까지 지속적으로 진행되고 있습니다. 이 정규강의를 통해 태무진 스승님께서 생전에 알려주셨던 많은 자료들이 공개되었습니다. 강의가 계속될수록 공개할 자원이 다해져가면서 유고집에 대한 출간 요구가 동의정리학연구회 이사님들에게서 부터 나오기 시작했습니다. 누군가 나서서 이 일을 해야 되겠는데 선뜻 자신의 일이다 생각하고 나서는 정리학도가 없었습니다. 그렇게 시간이 흘러가던 중에 천학미재이나 스승님의 학문적인 적자이고 자애로운 사랑을 많이 받아온 제 자신이 이 일을 해야 되지 않겠는가 라는 생각이 들어서 박 원장님의 역삼동 대들보 의원한의원으로 찾아가 "선생님께서 남겨놓으신 자료를 주시면 문서화 작업을 통해 책으로 출간해 보겠습니다"라고 해서 한 박스 분량의 자료를 전해 받아 조금씩 문서화 작업을 시작하게 되었습니다. 이런 저런 일로 그 진척 속도가 나지 않을 즈음에 문서화 작업이 빠른 시일 내에 이뤄지기를 바라는 성원에 힘입어 동의정리학연구회 차원의 지원이 있었고, 상지대학교 한의과대학 조교, 재학생들의 도움을 받아 육필원고의 문서화 작업이 진행되어 완성되기에 이르렀습니다. 그리고 2008년『동의정리학』을 출판한 도서출판 푸른솔에서 난해한 편집과정을 담당해주셨기에 스승님의 육필 원고가 출간에 이르게 되었습니다.

유고집을 출간하겠다고 자료를 정리하고 문서화를 진행하면 할수록 제 자신의 무지함을 절감하다보니 의욕이 저감되어 몇 년의 시간이 흘러 이제야 출간을 하게 되어 부끄럽기 짝이 없습니다. 많은 정리학도들에게 죄송한 마음뿐입니다.

유고집이 출간되기까지 초기에 한문 한 자 한 자의 문서화 작업을 도와주신 당시 상지대학 한의과대학 생리학교실 조교였던 10학번 이수진 한의원 이수진 원장님께 깊은 감사의 마음을 전합니다. 뒤이어 13학번 송민섭 원장님께서 제 연구실을 빈번하게 왕래하면서 수고를 아끼지 않고 도와주셨고, 목차 작성 등 마무리 일을 15학번 선창우 한의사님이 시간을 할애해 주셨음을 밝히며 감사드립니다.

다이어리 등 다양한 노트에 기록되어 있던 육필 원고를 깨끗하게 볼 수 있게 편집해 주시고, 어려운 한자로 이뤄진 자료들을 교정하느라 남다른 수고를 해주신 푸른솔 박흥주 대표님께 진심으로 고마운 마음을 전합니다.

유고집의 출간에 관심을 갖고 도움을 주시고, 태무진 선사를 이어 정리학 발전에 노고를 아끼지 않으시는 재단법인 동의정리학연구회 太虛樞 素素 김동규 명예이사장님과 素星 김태은 원장님께 존경의 마음을 표합니다. 동의정리학 발전에 심혈을 기울여 애쓰시고 본 유고집 교정을 봐 주신 天藏 김정곤 이사장님께 감사드리며 꼼꼼하게 육필 원고와 비교하며 교정해 주신 97학번 한유창 원장님께 감사드립니다. 그리고 土堂 김기현 편집위원장님을 비롯한 편집위원으로 수고해주신 國岩 남용재 원장님, 一赤 장승욱 원장님, 高鶴 하만수 원장님께도 감사드립니다.

흔쾌히 유고 자료집을 내어 주신 박유근 원장님께 감사드리며 남아 있는 귀한 자료들 또한 빠른 시일 내에 문서화되어 한의학 발전의 기틀이 되기를 소망해 봅니다.

노령에도 안일함을 추구하지 않고, 혹서혹한을 무릅쓰고 참선을 통해 얻은 지혜로 환자의 마음을 다스리고 병을 고치는 약과 처방을 창방하시면서 일관된 생활을 보여주셨던 태무진 스승님께 게으른 제자들이 너무나도 늦게 유고집 1권을 바치게 된 것에 대해 용서를 빌고 싶습니다.

한 가지 병증을 치료하기 위해 3개월 동안이나 몰입하기도 하시면서 문제를 풀어내었다고 말씀하실 정도로 참선 선도를 통해 얻으신 지혜를 한 자 한 자 적으시고, 수정하고 보완하면서 創方(창방)하신 태무진 박해복 스승님의 육필 처방을 모아 출간되는 유고집 1권에 이어 하루 빨리 2권, 3권이 뒤이어 출간될 수 있기를 바랍니다. 이는 많은 한의학도들의 간절한 바람이자 요청입니다. 또한 본 유고집에 수록된 처방과 이를 응용해 불치·난치병을 치료한 임상 사례가 다수 발표되는 한편, 태무진 스승님의 그 큰 발자국을 그대로 따라서라도 가보려는 지혜롭고 열정적인 한의학도들이 늘어나길 기대해 봅니다. 유고집을 접하는 모든 분들이 책에 수록된 한 개 한 개의 처방으로 새로운 영감(靈感)을 얻고, 지극 자애롭고 성심을 다하는 마음으로 병고에 시달리는 환자를 돌보는 데 지침이 될 수 있기를 기대해 봅니다.

유고집을 보시면서 다음의 내용을 참고하시고 이해해 주시기 바랍니다.

1. 유고집 편집 순서는 동의보감의 內景篇, 外形篇, 雜病篇 순을 기준으로 하였습니다.

2. 유고집은 태무진 박해복 스승님의 육필 자료를 한의학도들에게 그대로 전해 드리고자 육필 원고를 축소시켜 편집하였고, 육필 원고 아래에 문서화하여 그 내용을 보기 쉽게 편집했습니다.

3. 처방명이 없는 자료가 있습니다. 이는 적응증을 참고해 처방명으로 기록하였음을 밝힙니다.

4. 유고집 편집은 각기 처방에 기재된 연도 표시에 따라 하지 않았습니다. 한의학도들께서는 처방을 기록하신 연도를 참고하시다보면 처방 내용이 발전되어 갔음을 인지하실 수 있을 것입니다.

5. 간편 표기하신 한자는 편집 과정에서 정자로 표기했습니다.

6. 처방 가운데 高低血壓證治丸, 三消症治癒法 같은 처방에는 약재 중량이 기록되어 있지 않습니다. 추후 다른 자료들을 살펴봄과 함께 동의정리학연구회의 공식적인 논의를 통해 완성될 것입니다.

---

7. '一號 白炭湯', '麝靈腸强丸' 등에서 적응증이 누락된 처방이 있습니다. 적응증을 편집위원회에서 작성하여 넣을 수도 있었으나 스승님의 학문적 존엄을 훼손하는 잘못을 범할 수 있어 적응증이 누락된 상태로 편집하였습니다. 추후 적응증을 추가하고 보완할 예정입니다.

8. 유고집 처방 아래 해설을 붙인 부분이 있습니다. 사실 모든 처방에 해설을 다는 것은 더 많은 노력과 시간이 필요합니다. 일단 출간된 뒤, 학술 논담을 통해 해설이 붙여진 자료들이 지면으로 드러나는 과정을 거쳐 증보하도록 할 것입니다.

9. 편집상으로 볼 때 左가 옳은 것 같습니다만, 태무진 스승님의 육필 자료 그대로 右로 표기했습니다.

2022년 9월 29일
誼函 / 國兌 金明東

出版에 즈음하여

東醫定理學의 學問的 토대를 만드시고 많은 弟子들을 養成하셨으며 財團法人 東醫定理學研究會를 設立하셔서 東醫定理學의 계속적인 發展을 위해 一生을 바치신 故 太無眞 朴海福 禪師께서 떠나신 지도 어언 23年이 지났습니다. 그동안 선생님의 講義錄을 死後에 冊으로 엮어 後學들에게 定理學의 眞髓를 전해주었지만 늘 아쉬움과 허전함이 마음 한구석에 자리를 잡고 있었습니다.

그러던 차에 마침 본 財團의 金明東 名譽理事長님을 비롯한 編輯委員會에서 선생님의 香氣를 직접 느낄 수 있는 肉筆 處方箋들을 묶어『太無眞 朴海福 禪師 肉筆 處方 遺稿集』을 出版하게 되어 그 기쁨과 설렘은 이루 말로 다하기 어렵습니다.

우선은 약 180餘 處方에 대하여 整理하고 註釋을 달았지만 앞으로도 계속 이어서 出版될 太無眞 禪師 遺稿集 2, 3......에도 큰 期待를 가지게 됩니다.

이번에 出刊되는 『太無眞 朴海福 禪師 肉筆 處方 遺稿集』이 우리 定理學

徒뿐만 아니라 韓醫學을 공부하고 臨床을 하는 모든 이들에게 매우 重要한 指針이 되리라 確信합니다. 이 冊이 出版되기까지 많은 勞苦를 아끼지 않으신 國兌 金明東 名譽理事長님을 비롯한 編輯委員會 委員님들과 모든 理事님들께도 眞心어린 感謝와 尊敬의 박수를 보냅니다. 感謝합니다!!

㈜東醫定理學研究會 理事長 金正坤

太無眞 朴海福 선생님의 肉筆 遺稿集은 韓醫學에 기쁜 膳物입니다

東醫定理學研究會의 學術 書籍은 1984년부터 1999년까지 朴海福 선생님께서 研究 · 講義한 내용을 整理한 2009년 朴海福 原著 · 金明東 編著 『東醫定理學』, 2014년 金東圭 선생님께서 著述하신 『然』, 1998년 金泰殷님께서 지으신 『韓醫學寶解』, 『보고 또 보고픈 한의총서』 등이 대표적입니다. 이 책들은 定理學을 研究하는 定理人들이나 定理學에 觀心 있는 분들께는 理論과 臨床 實際를 살피는 中心 書籍 중의 하나라고 생각합니다.

『東醫定理學』에서 선생님의 診斷 方法은 外形 觀察, 氣의 變化, 色象과 廣狹을 통한 觀形察色, 五形人, 16脈象, 風濕寒冷火燥溫熱의 여덟 邪氣 등을 기준으로 하셨고, 藥材는 植物性, 動物性, 鑛物性 藥物을 上焦, 中焦, 下焦의 體狀에 따라 적용하셨습니다. 동물성과 광물성의 적용이 두드러지고 식물성은 잘 접하지 못하는 약재를 활용하셨습니다. 修治는 高度의 積極性을 유지하셨는데, 毒性 藥材의 法製는 『本草學』이나 『中藥大辭典』에 기재되어 있는 방법과 일부 유사한 부분은 있지만 독특한 法製法을 사용하셨습니다. 處方의 君臣佐使에서 君藥의 量이 높았고 引經하는 藥을 君藥으로 處方하곤 하셨습니다.

14

또한 擦捫, 導引, 彈打 手技法 등을 적용한 骨度 手技法을 통해 單一 治療로 탁월한 효과가 있음을 증명하셨고 다른 治療와의 兼治도 주요한 치료 수단으로 활용하시면서 刺鍼과 施灸도 적용하셨습니다.

以上 書籍의 講義와 함께 定期的인 國內 · 國外 山行 등으로 自然과 交感하며 참선 修鍊 方法을 적용하고 天文 · 地理 · 人事와 人間 간의 관계에 대한 理致를 分別하여 질병의 원인을 正判하고 正治할 수 잇도록 하셨습니다. 정리학을 공부하는 과정에서 太無眞 선생님의 제자들, 가족 분이나 주변 분들께 선생님의 연구물이 많다는 것을 전해 들었고, 이런 연구 내용이 成冊이 되면 朴海福 선생님의 선지식을 冊으로 뵈올 수 있는 기회가 되리라고 보아 다음 책이 나오기를 기대하고 있었습니다.

이런 次에 東醫定理學硏究會 理事會에서서 朴海福 선생님의 육필 원고를 정리하여 단계적으로 성책하기로 결정하여 첫 肉筆 原稿集 校訂에 참여하게 되었습니다. 간접적으로 선생님의 육필 처방을 접하면서 따뜻한 온도를 느꼈습니다.

육필 원고를 주도적으로 整理하신 김명동 명예이사장님과 편집위원회 장승욱 기획위원장님, 남용재 전 학술위원장님께서 더운 여름에 땀 많이 흘리셨습니다. 고견으로 조언해주신 이사장님, 여러 이사님, 감사님! 함께 축하드립니다.

이번에 출판되는 첫 肉筆 原稿集에서는 藥材들의 濃縮液에 粉末劑를 사용하여 調劑된 丸丹에 適應症이 記錄된 180여 개의 處方, 일반적으로 잘 사용한 기록이 없는 藥材들의 適用, 煎湯水를 사용한 湯煎, 醱酵藥, 外用藥, 個人的인 記錄이 되어 있는 내용, 公開한 처방과 公開하지 않은 처방, 임상에 적용하면서 改定한 처방, 癌治療 처방 등을 살필 수 있었습니다. 선생님께서 개인적으로 사용한 藥材名, 處方名이나 適應症이 없는 기록, 구체적인 임상의 유효성과 안전성이 궁금한 부분 등은 꿈속에서 指導해주시리라 기대를 해봅니다.

첫 太無眞 朴海福 禪師 肉筆 處方 遺稿集이 건강 유지와 질병 치료를 위해 진료 책상에서 사랑받는 책이 되기를 기대하며, 계속하여 나올 또 다른 유고집을 기다립니다.

學術委員長 土堂 金基鉉 拜上

차례

小便

大便

頭

面

眼

後陰

風

寒

補益三元飲

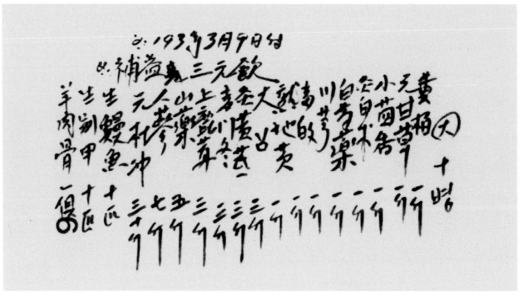

。1993年 3月 9日付　。補益三元飲

大	黃栢	元甘草	小茴香	灸白朮	白芍藥	川芎	當歸	熟地黃	大棗	灸黃芪	麥門冬	上鹿茸	山藥	人蔘	元杜冲	生鰻魚	生鼈甲	羊肉骨
十瓶	一斤	一斤	一斤	一斤	一斤	一斤	一斤	三斤	三斤	三斤	三斤	五斤	七斤	七斤	三十斤	十四	十四	一俱

適應症：補益精氣血

해설：精氣血을 보하는 약으로 太無眞 朴海福 禪師께서 산행에 가지고 다니면서 복용하셨던 처방이다. 羊肉骨은 염소의 內臟을 제거하고 전체를 사용한다.

經絡養生丸

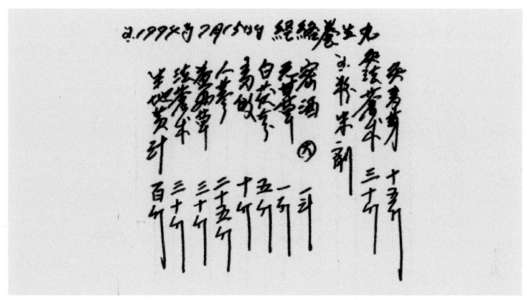

。1994年 7月 15日付　。經絡養生丸

灸麥芽　十五斤

灸法蒼朮　三十斤

※粉末劑

密酒　大一升

元甘草　一斤

白茯苓　五斤

當歸　十斤

人蔘　二十五斤

益母草　三十斤

法蒼朮　三十斤

生地黃汁　百斤

適應症：養生, 强壯

生脈兩門湯

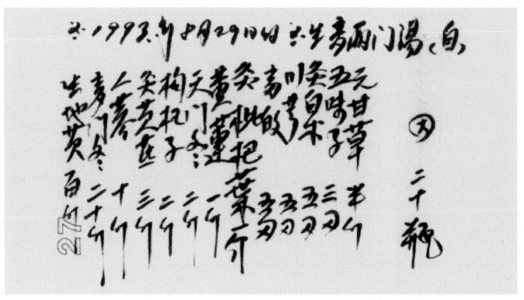

。1993年 8月 29日付　　。生麥兩門湯(自)

大　二十瓶

元甘草　半斤
五味子　三兩
灸白朮　五兩
川芎　　五兩
當歸　　五兩
灸枇杷葉　一斤
黃蓮　　一斤
天門冬　二斤
枸杞子　二斤
灸黃芪　三斤
人蔘　　十斤
麥門冬　二十斤
生地黃　百斤

適應症：養生, 强壯

해설：生麥은 生脈의 誤記로 판단된다. 適應症에 대한 기록은 없으나 생맥산 구성약
물과 定理雙補丸의 합방으로 추론하여 養生, 强壯으로 주치증을 삼았다.

■ 참고

定理雙補丸 (熟地黃 人蔘 糯米各二斤 法天門冬 麥門冬 當歸身 灸白朮 柴胡各一斤
灸貢砂仁 蘇子 黃芩 五味子 灸元甘草各半斤 粉末劑：灸麥芽 炒灸三稜 同量 臟腑
發育不全與 五勞衰弱者 治愈養生强壯之法方也 熟地人蔘糯米同君 故養髓陰陽雙
補也 天門冬麥門冬當歸身養生津液而 活血也 柴胡白朮貢砂仁 六腑消道注入吸收
也 蘇子黃芩五味子甘草 解鬱收斂而 養生也 大凡臟腑之組織者 內傷鬱氣解鬱則 皮
膚肌肉養生也 陰陽雙補則 臟腑筋骨强壯也 是故 此方 强壯之法方也 養生之活用處
方也 醫者 必須重用之良方也)
－『東醫定理學』 p.402~403

生脈飲 (一名 生脈散 人蔘五錢 去心麥門冬三錢 五味子二錢 長流水煎服立效 井水
煎服則無效 脈氣不足性欲絶症 熱傷元氣 肢體倦怠 短氣懶言 口乾 作渴汗出不止
津液枯渴)
－『東醫定理學』 p.846

還童神仙酒

。還童神仙酒

燒酒	二十瓶
薄荷	五錢
龍腦	五錢
大棗	十斤
丁香	一斤
黃木果	三個
黃橘子	一箱子
黃梨子	一箱子
黃葡萄	一箱子
紅葡萄	一箱子
紅橘子	一箱子

適應症：還童

老活十味補益湯

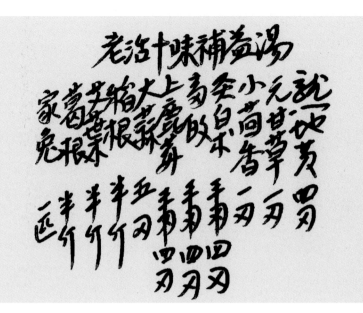

。老活十味補益湯

熟地黃	四兩
元甘草	一兩
小茴香	一兩
灸白朮	四兩
當歸	四兩
上鹿茸	四兩
大蒜	五兩
稻根	半斤
艾葉	半斤
葛根	半斤
家兔	一匹

適應症：老人補益

大腦驚氣治愈法

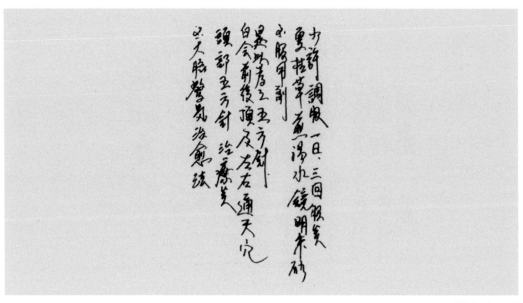

少許調服一日三回服矣
夏枯草煎湯水鏡面朱砂
※服用劑

是以爲之五方鍼
百會前後頂及左右通天穴
頭部五方鍼治療矣

適應症：大腦驚氣

해설：처방명이 없어 適應症과 관련하여 처방 이름을 정하였다. 鏡明朱砂는 鏡面朱砂의 誤記로 사료됨.

心煩不安怔忡 特號方

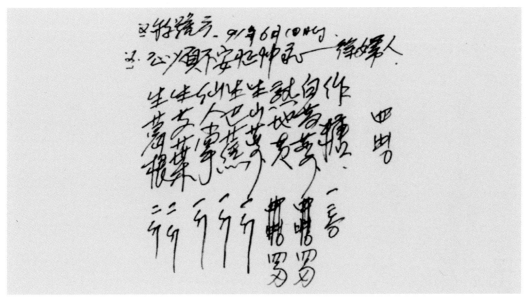

。特號方　。1991年 6月 10日付　。心煩不安怔忡症 徐婦人

四瓶

作糖　一桶
白芍藥　四兩
熟地黃　四兩
生山藥　一斤
生芭蕉　一斤
仙人掌　一斤
生艾葉　二斤
生葛根　二斤

適應症：心煩不安怔忡症

해설：四병은 델몬트주스병 4병을 말함.

蘇子補髓湯

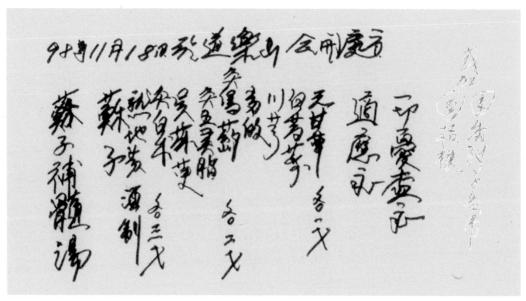

。1998年 11月 18日方 於道樂山公開處方　。蘇子補髓湯

女香附子灸用

或加男 桔梗

一切憂鬱症

適應症

元甘草　各一錢

白芍藥

川芎

當歸

灸烏藥　各二錢

灸五靈脂

吳茱萸

灸白朮　各三錢

熟地黃　酒制

蘇子

適應症：一切憂鬱症

慢性精神薄弱症方

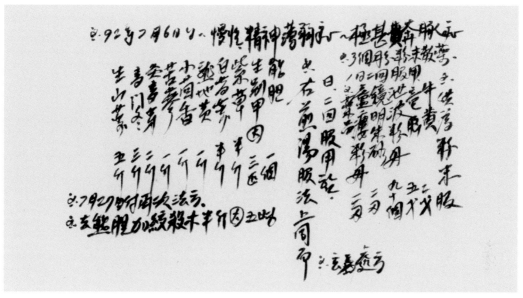

∘ 1992年 7月 6日 慢性精神薄弱症 極甚奔豚症　　∘ 三個月分 粉末散藥 一日二回服用
∘ 7月 27日付 再次法方　　∘ 玄長處方　　∘ 去熊膽加絞殺木半斤 大 五瓶

※ 共爲粉末服
牛黃　二錢
龍腦　五錢
泄波粉母 九十個
鏡明朱砂 二兩
蘆蔘粉母 二兩

※ 藥品

日二回服用
※ 右煎湯服法上同而
熊膽　一個
生鼈甲　大 三匹
紫草　半斤
白芍藥　半斤
熟地黃　一斤
小茴香　一斤
苦蔘　一斤
灸麥芽　二斤
麥門冬　三斤
生山藥　五斤

適應症：慢性精神薄弱症, 極甚奔豚症

해설：處方名이 기록되어 있지 않아 病症名으로 처방 이름을 붙였다.

※ 右：편집상으로 보면 '左'가 맞으나 태무진 선생님 육필을 그대로 살려서 '右'로 표기함(이하
　　모두 마찬가지).

麝靈折骨合瘡丸

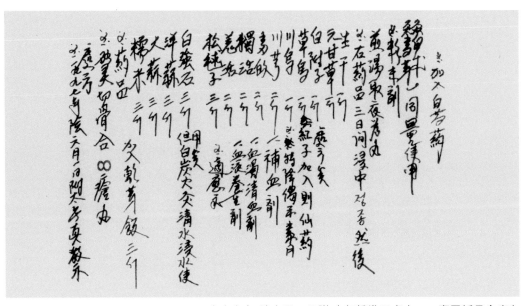

○ 一九九七年 陰六月一日附 太無眞敎示處方 　 ○ 麝靈折骨合瘡丸

灸白朮 同量使用

灸麥芽

※ 粉末劑

煎湯取液爲丸

※ 右藥品　三日間浸中 정종 然後

生薑　　一斤

元甘草　一斤

白附子　一斤

草烏　　一斤

川烏　　一斤

川芎　　二斤

當歸　　二斤

獨活　　二斤

羌活　　二斤

松毬子　三斤

白強石　三斤 但白炭火灸淸水浸水使用矣

洋蒜　　三斤

大蒜　　三斤

糯米　　三斤

※ 藥品

仙藥處方矣
※灸紅子加入則
※特降偈示素月
※適應症
一·血液養生劑
一·血濁淸血劑
一·補血劑
※加入白芍藥
※加入乾芽飯　三斤

適應症：補血劑, 血濁淸血劑, 血液養生劑

해설：切은 折의 오자로 보인다. 麝靈折骨合瘡丸은 適應症의 병증 이외에 骨折을 빠르게 癒合시키는 효과가 있다.

■ 약물

洋蒜은 洋蔥 陽蔥으로도 표기하여 사용하며 양파를 말한다. 白强石은 밝은 흰색의 돌을 말한다. 참나무 숯불로 달군 백강석을 미리 준비해놓은 맑은 물에 넣어 백강석이 식은 뒤 남은 물을 사용한다.

血尿前陰湯(靈芝小茴湯)

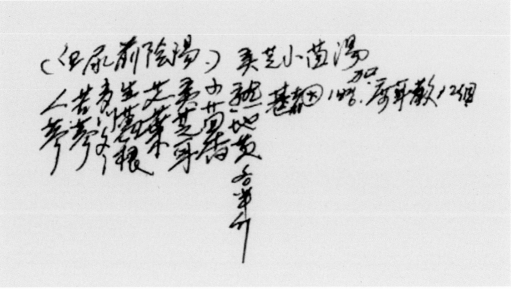

。血尿前陰湯(靈芝小茴湯)

熟地黃 各半斤
小茴香
靈芝耳
艾葉
生葛根
麥門冬
苦蔘
人蔘

甚者 大 一瓶 加麻茸散 12個

適應症：血尿

해설：麻茸散에 대한 기록이 없다.

急慢性如神衄血丸

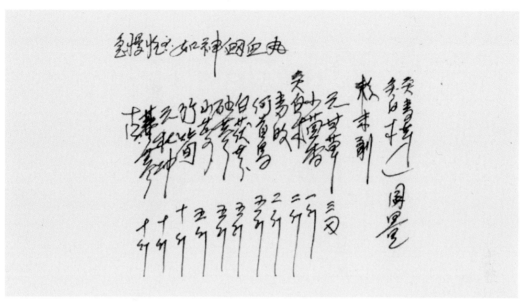

。急慢性如神衄血丸

苦蔘	元杜沖	竹筎	山藥	沙蔘	白茯苓	何首烏	當歸	灸白朮	小茴香	元甘草	※粉末劑	灸白朮	灸麥芽
十斤	十斤	十斤	五斤	五斤	五斤	五斤	二斤	二斤	一斤	三兩			同量

適應症：急慢性衄血症

多睡覺醒湯

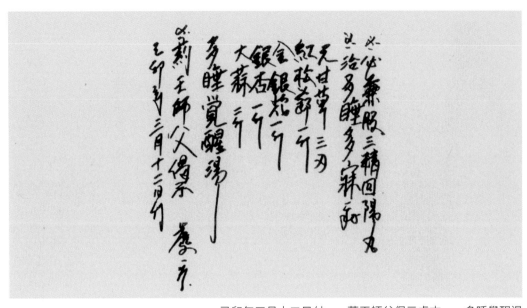

。己卯年三月十二日付　。藥王師父偈示處方　。多睡覺醒湯

※必兼服三精回陽丸

※治多睡多寐症

元甘草　三兩
紅松節　一斤
金銀花　一斤
銀杏　　一斤
大蒜　　二斤

適應症：治多睡多寐症

喉頭發聲湯

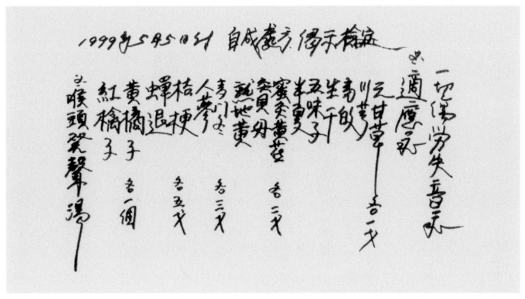

。1999年 5月 5日付 自成處方. 偈示檢定 　。喉頭發聲湯

一切傷勞失音症
※適應症

元甘草
川芎
當歸
生薑
五味子
半夏
蜜灸黃芪　各二錢
灸貝母
麥門冬　各三錢
熟地黃
人蔘
桔梗　各五錢
蟬退
黃橘子
紅橘子　各一個

各一錢

適應症：一切傷勞失音症

落汗治止丸(自盜落汗治止丸)

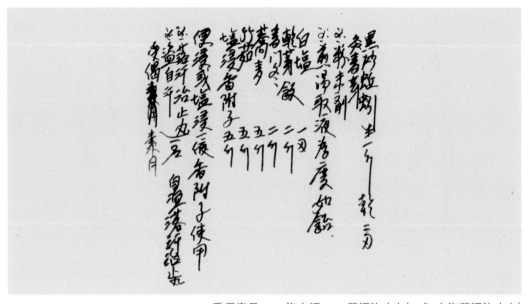

。受偈素月　　。盜自汗　　。落汗治止丸(一名 自盜落汗治止丸)

黑炒蚯蚓生 一斤 乾 二兩

灸麥芽

※ 粉末劑

※ 煎湯取液爲度如飴

白鹽　　一兩

乾芽飯　　二斤

麥門冬　　二斤

蕎麥　　五斤

竹茹　　五斤

塩浸香附子 五斤

便浸或塩浸一夜香附子使用

適應症：盜自汗, 落汗

神石立效丸(自處方)

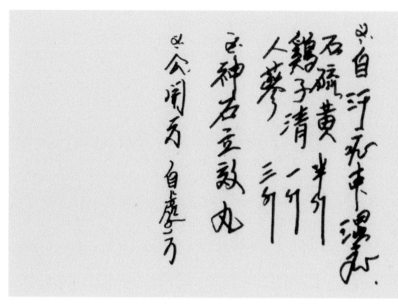

。公開方 自處方　。神石立效丸

※自汗症 囊濕症

石硫黃　半斤
鷄子清　一斤
人蔘　　三斤

適應症：自汗症, 囊濕症

神石立效丸

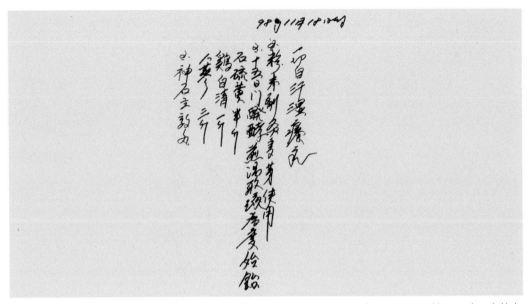

。1998年 11月 18日付　。神石立效丸

一切自汗濕癢症

灸麥芽 使用

※粉末劑

※十五日間醱酵煎湯取液爲度始飴

石硫黃　半斤
鷄白淸　一斤
人蔘　　三斤

適應症：一切自汗濕癢症

麝熊肝炎立效丸

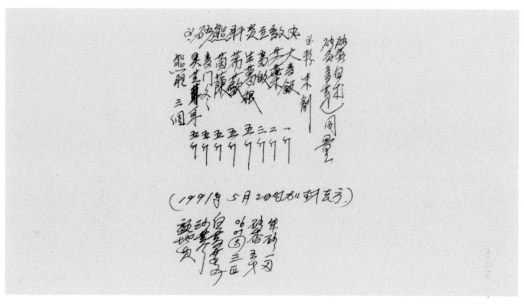

。麝熊肝炎立效丸

炒灸白朮　同量
炒灸麥芽
※粉末劑

大麥飯　一斤
艾葉　二斤
當歸　三斤
生葛根　五斤
豨簽　五斤
茵蔯　五斤
麥門冬　五斤
靈芝耳　五斤
熊膽　三個

1991年 5월 2日付 加材去方

朱砂　一兩
麝香　五錢
鯉魚大　三匹
白芍藥
沙蔘
熟地黃

適應症：肝炎

改定新方肝炎丸

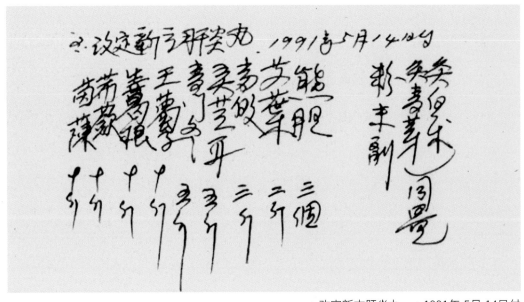

。改定新方肝炎丸 。1991年 5月 14日付

灸白朮 同量
灸麥芽
※粉末劑

熊膽	三個
艾葉	二斤
當歸	三斤
靈芝耳	五斤
麥門冬	五斤
玉蜀子	十斤
生葛根	十斤
豨簽	十斤
茵蔯	十斤

適應症:肝炎

一號菖花湯

菖花根　三斤
生葛根　三斤
茵蔯　　一斤
苦蔘　　一斤
芭蕉　　一斤
仙人掌　一斤
小茴香　半斤
熟地黃　一兩

五瓶

麝熊心臟祛風丸

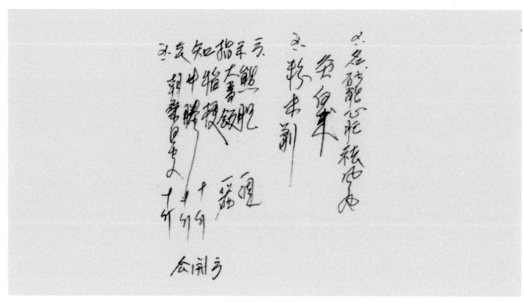

※名麝熊心臟祛風丸

灸白尤
※粉末劑

熊膽　一個
大麥飯　一器
稻梗　十斤
牛膝　十斤
朝桑白皮　十斤

適應症：心臟祛風

砂熊鏡眞定丸

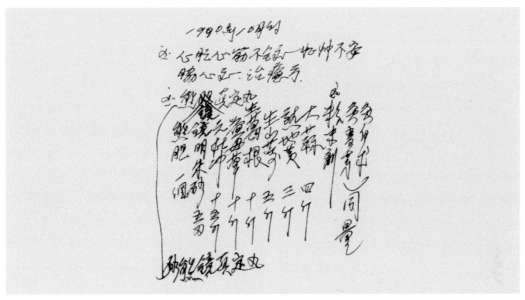

。1990年 10月付　。心臟心筋不全症 怔忡不安 狹心症 治癒方　。砂熊鏡眞定丸

灸白朮　同量
灸麥芽
※粉末劑

大蒜　四斤
熟地黃　三斤
生山藥　五斤
生葛根　十斤
益母草　十斤
元杜沖　十五斤
鏡明朱砂　五兩
熊膽　一個

適應症：心臟心筋不全症, 怔忡不安, 狹心症

麝靈降氣定壓丸

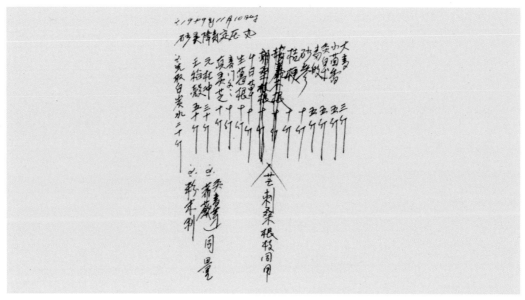

。1989年 11月 10日付　　。麝靈降氣定壓丸

※先取白炭水 二十斤
王稻殼 五十斤
元杜沖 三十斤
眞靈芝 十斤
麥門冬 十斤
生葛根 十斤
千日草 十斤
芒刺桑根枝同用 十斤
桔梗 十斤
沙蔘 十斤
當歸 五斤
灸白朮 五斤
小茴香 五斤
大麥 三斤

※粉末劑
蕎斂
灸麥芽 同量

適應症：高血壓, 降氣

麝靈高壓降氣丸

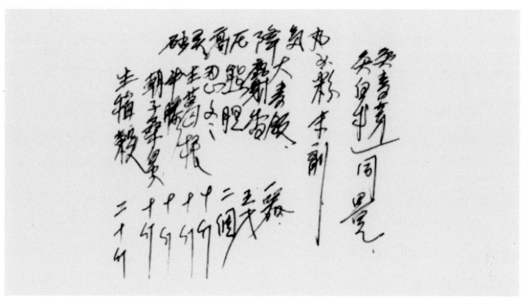

。麝靈高壓降氣丸

灸麥芽　同量
灸白朮
※粉末劑

大麥飯　一器
麝香　五錢
熊膽　二個
忍冬　十斤
生葛根　十斤
牛膝　十斤
朝子桑白皮　十斤
生稻殼　二十斤

適應症：高血壓

麝靈雜病通治丸

藥材	分量	適應症
熊膽	三兩	
麝香	一封	
元甘草	一斤	眼昏症
大黃	一斤	白內障症 綠內障症
瓜蔕	一斤	痔疾症 精神病症
犀角	二斤	口內炎症 口角炎症
蟬退	二斤	癎疾症 扁桃腺炎症
沈香	二斤	動脈硬化症 甲狀腺症
黃蓮	三斤	高血壓症 不眠症
白頭翁	五斤	※適應症
生薑	五斤	
蒲黃	五斤	
山藥	五斤	
石蜜蠟	十斤	※粉末劑
黃栢	十斤	灸白朮
何首烏	十斤	麥芽 同量
灸白朮	十斤	
麥門冬	十斤	
人蔘	十斤	

適應症：高血壓症, 不眠症, 動脈硬化症, 甲狀腺症, 癎疾症, 扁桃腺炎症,
　　　　口內炎症, 口角炎症, 痔疾症, 精神病症, 白內障症, 綠內障症, 眼昏症

麝靈開閉通脈丸

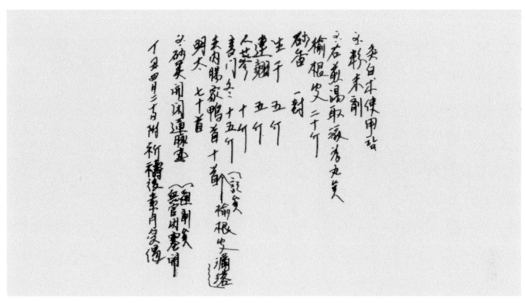

。丁丑四月二十日 　。祈禱後素月受偈 　。麝靈開閉通脈丸

血管閉塞開通劑矣

※灸白朮 使用함

※粉末劑

※右煎湯取液爲丸矣

麝香 　一封

生薑 　五斤

連翹 　五斤

人蔘 　十斤

麥門冬 　十五斤

楡根皮 　二十斤

去內腸家鴨首 　十首

明太 　七十首

適應症：血管閉塞開通

一號白炭湯

。(李昌圭方) 。一號白炭湯 ~ 虛浮者立效可 經驗方

梨 大	三個
元甘草	一兩
當歸	三兩
灸白朮	三兩
小茴香	半斤
靈芝耳	半斤
艾葉	半斤
沙蔘	一斤
生葛根	一斤
白炭	一斤
家兔	一匹

四瓶

二號白炭湯

。二號白炭湯～實浮者可治

熊膽　一個
白炭　一斤
生葛根　一斤
苦蔘　一斤
益母草　半斤
沙蔘　半斤
靈芝耳　半斤
小茴香　半斤
灸白朮　三兩
當歸　三兩
梨大　五個

四瓶

家兎葛艾蒜湯

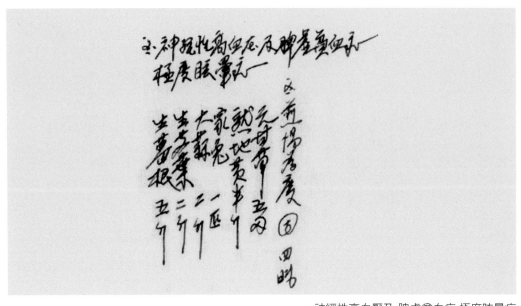

。神經性高血壓及 脾虛貧血症 極度眩暈症

※煎湯爲度 大 四瓶

元甘草　五兩
熟地黃　半斤
家兎　一匹
大蒜　二斤
生艾葉　二斤
生葛根　五斤

適應症：神經性高血壓, 脾虛貧血症, 極度眩暈症

해설：처방명이 없어 작명하였다.

麝靈腎氣舉壯丸

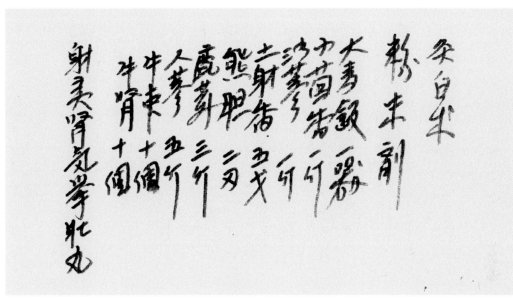

灸白朮
※粉末劑

大麥飯 一器
小茴香 一斤
沙蔘 一斤
土麝香 二兩
熊膽 五錢
鹿茸 三斤
人蔘 五斤
牛囊 十個
牛腎 十個

適應症：陽事不全

新受偈麝靈蘇合元

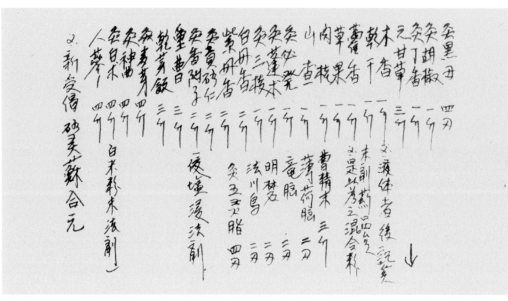

。新受偈麝靈蘇合元

灸丁香　一斤

元甘草　三斤　※液體者 後記矣

木香　一斤

乾薑　一斤　末劑藥品矣

藿香　一斤　※是以爲之混合

草果　一斤

山查　一斤　曹精末　三斤

肉桂　一斤　薄荷腦　二兩

灸芯撥　一斤　龍腦　二兩

灸蓬朮　一斤　明礬　二兩

灸三稜　一斤　法川烏　二兩

紫檀香　二斤　灸五靈脂　四兩

白檀香　二斤　灸黑丑　四兩

灸貢砂仁　二斤　灸胡椒　一斤

灸香附子　二斤一夜塩浸法劑

重曹　三斤

乾芽飯　三斤

灸麥芽　四斤

灸神麴　四斤

灸白朮　四斤　白米粉末法劑

人蔘　四斤

適應症：消化不良

해설：曹精末은 重曹 가루를 말한다.

麝靈胃經丸

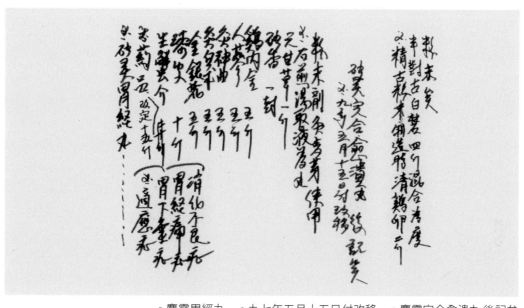

。麝靈胃經丸　。九七年五月十五日付改移　。麝靈完合愈潰丸 後記矣

對古白礬 四斤 混合爲度粉末矣

※ 精古粉末制造時 清鷄卵 二斤半

粉末劑 灸麥芽使用

※ 右煎湯取液爲丸

消化不良症 胃經痛症 胃下垂症

※ 適應症

元甘草 一斤

麝香 一封

鷄內金 五斤

人蔘 五斤

灸神麴 五斤

灸白朮 五斤

金銀花 五斤

漆皮 十斤

生蟹介 十五斤

※ 藥品

適應症： 胃下垂症, 胃經痛症, 消化不良症

中和追加丸

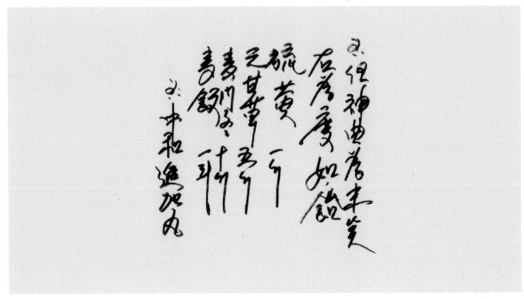

。中和追加丸

※但神麴爲末矣

右爲度如飴

硫黃　　一斤

元甘草　五斤

麥門冬　十斤

麥飯　　一斗

適應症：胃中和

麝靈解痙丸

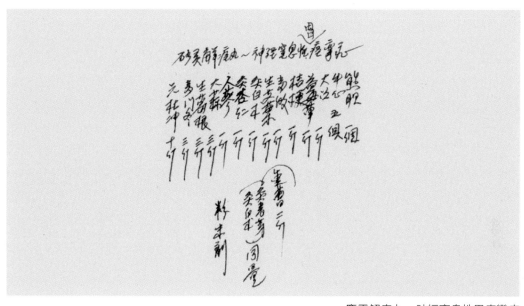

。麝靈解痙丸～神經窒息性胃痙攣症

重曹 二斤
灸麥芽 同量
灸白朮
※粉末劑

熊膽 一個
牛心 五俱
大棗 一斤
益母草 一斤
桔梗 一斤
當歸 一斤
生艾葉 一斤
灸白朮 一斤
灸杏仁 一斤
人蔘 一斤
大蒜 三斤
生葛根 三斤
麥門冬 三斤
元杜沖 十斤

適應症：神經窒息性 胃痙攣症

健胃中和丸

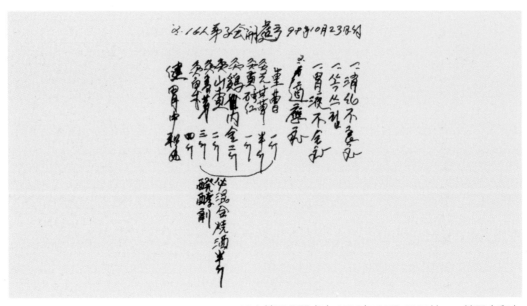

。16人弟子公開處方 1998年 10月 23日付　。健胃中和丸

一 · 消化不良症
一 · 속쓰림
一 · 胃液不全症
※ 適應症
必混合燒酒 半斤
醱酵劑
重曹 一斤
灸元甘草 半斤
灸貢砂仁 一斤
灸鷄內金 二斤
灸山査 二斤
灸麥芽 三斤
灸白朮 四斤

適應症： 胃液不全症, 속쓰림, 消化不良症

麝靈急慢性消炎丸

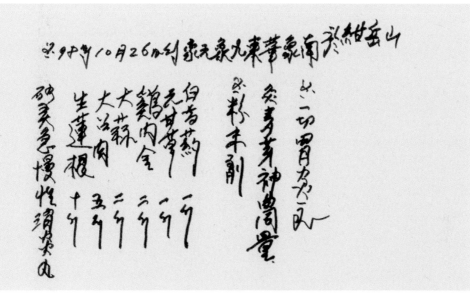

。1998年 10月 26日付 象元象九東華象南於紺岳山　。麝靈急慢性消炎丸

※一切胃炎症

神麴 同量

灸麥芽

※粉末劑

白芍藥　一斤

元甘草　一斤

鷄內金　二斤

大蒜　　二斤

大棗肉　五斤

生蓮根　十斤

適應症：一切胃炎症

辛辣收縮丸

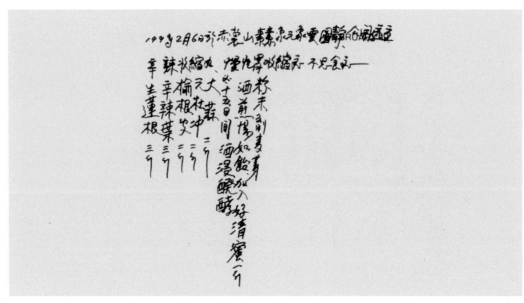

。1999年 2月 6日於 赤裳山素素象元象雲國靜公開處方　。辛辣收縮丸, 慢性胃收縮症 不思食症

麥芽
※粉末劑

清蜜 一斤
酒煎湯 如飴 加入好
※ 十五日間 酒浸醱酵
大蒜 二斤
元杜沖 二斤
榆根皮 二斤
辛辣葉 三斤
生蓮根 三斤

適應症：慢性胃收縮症, 不思食症

黃厚補陽湯

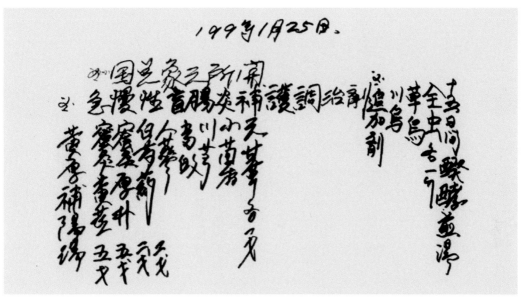

。1999年 1月 25日　　。國兌象元所開　　。急慢性盲腸炎補護調治劑　　。黃厚補陽湯

十五日間　醱酵煎湯

全蟲各一斤

草烏

川烏

※追加劑

元甘草　各一錢

小茴香

川芎

當歸

人蔘　二錢

白芍藥　二錢

蜜灸厚朴　五錢

蜜灸黃芪　五錢

適應症：急慢性盲腸炎 補護調治劑

三補四物湯

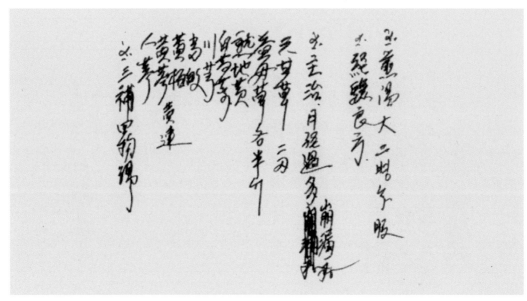

。經驗良方　　。三補四物湯

※煎湯 大二瓶 分服

※主治 月經過多 崩漏症

元甘草　二兩
益母草　各半斤
熟地藥
白芍藥
川芎
當歸
黃柏
黃連
黃芩
人蔘

適應症：月經過多 崩漏症

崩漏症治愈方

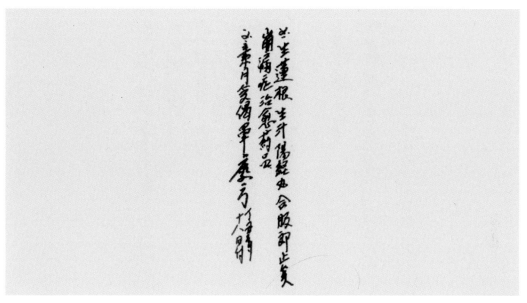

。素月受偈單處方 丁丑年 十八日付　。崩漏症治愈方

※生蓮根生汁 陽經丸 合服卽止矣

崩漏症治愈藥品

適應症：崩漏症

해설：처방명이 없어 주치증상으로 병명을 정하였다.

尿閉小便湯

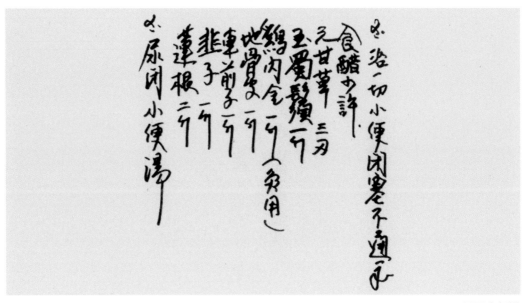

。尿閉小便湯

※治一切小便閉塞不通症

食醋少許
元甘草　三兩
玉蜀鬚　一斤
灸鷄內金一斤
地骨皮　一斤
車前子　一斤
韭子　　一斤
蓮根　　二斤

適應症：一切小便閉塞不通症

竹塩湯

。竹塩湯

藥品

鷄內金 九個 全燒粉末 竹塩

水時時服則則差也

※ 竹塩湯

竹茹或竹木使用

竹茹 一斤

白鹽少許 約 五錢

煎湯則 竹鹽水也

※ 小便難出尿澁症治愈法

適應症：小便難出尿澁症

閉塞通尿湯

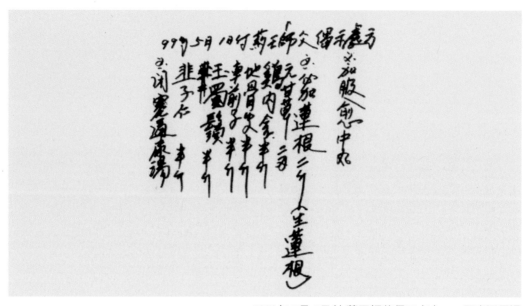

◦ 1999年 5月 1日付 藥王師父偈示處方 ◦ 閉塞通尿湯

※加服愈中丸

※必加蓮根 二斤(生蓮根)

元甘草 二兩
鷄內金 半斤
地骨皮 半斤
車前子 半斤
玉蜀鬚 半斤
韭子仁 半斤

適應症：尿閉

麝靈夜尿失禁丸

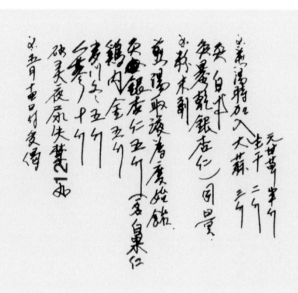

元甘草　半斤
生薑　二斤

※煎湯時加入大蒜 三斤

灸白朮　同量

灸暴乾銀杏仁
※粉末劑

煎湯取液爲度如飴

灸銀杏仁 五斤(一名白果仁)
鷄內金　五斤
麥門冬　五斤
人蔘　　十斤

適應症：夜尿失禁

尿意通洩湯

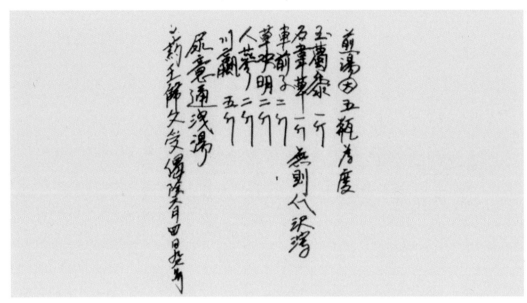

。藥王師父受偈 陰六月四日九七年 。尿意通洩湯

煎湯大五瓶爲度

玉蜀鬚 一斤

石葦草 一斤 無則代澤瀉

車前子 二斤

草決明 二斤

人蔘 二斤

川藭 五斤

適應症：尿意는 있으나 배설이 안 되는 증상

夜尿失禁湯

。夜尿失禁湯(尿澁症治愈劑)

生白果 生甘藷子 取液生汁 各五斤 甘草 三兩
粉末劑 ~ 乾芽飯粉末使用

適應症 : 尿澁症

해설 : 夜尿失禁湯은 탕약인데 분말제를 명기하여 환으로도 사용함을 알 수 있다.

夜尿症處方

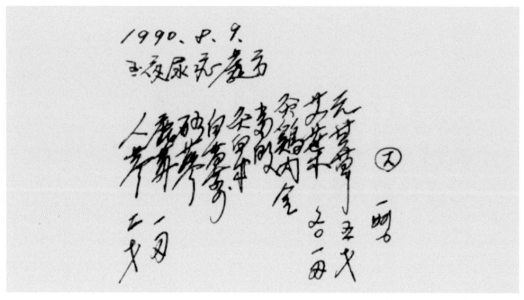

。1990年 8月 9日　。夜尿症處方

大 一瓶

元甘草 五錢
艾葉　各一兩
灸鷄內金
當歸
灸白朮
白芍藥
沙蔘
鹿茸　一兩
人蔘　二錢

適應症：夜尿

泄痢補益湯

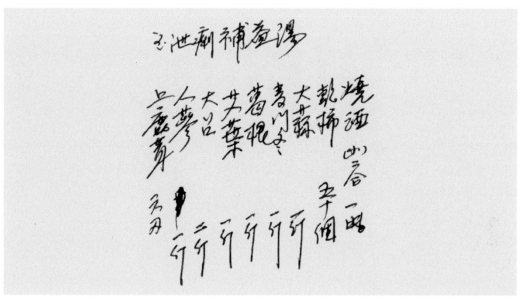

燒酒　小　二合一瓶
乾柿　　　　五十個
大蒜　　　　一斤
麥門冬　　　一斤
葛根　　　　一斤
艾葉　　　　一斤
大棗　　　　二斤
人蔘　　　　一斤
上鹿茸　　　六兩

適應症：慢性泄瀉

止瀉湯

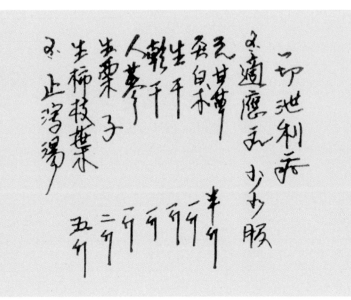

。止瀉湯

一切泄痢症
※適應症　少少服

生柿枝葉　五斤
生栗子　二斤
人蔘　一斤
乾薑　一斤
生薑　一斤
灸白朮　一斤
元甘草　半斤

適應症：一切泄痢症

麝熊乾皮補腸丸

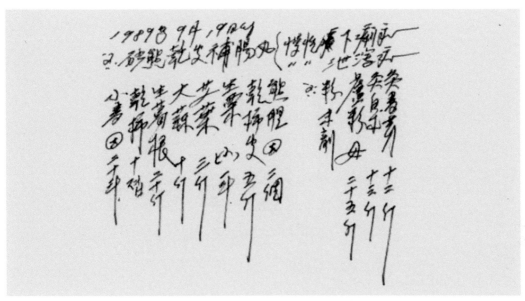

○ 1989年 9月 19日付　○ 麝熊乾皮補腸丸　○ 慢性下痢症, 慢性泄瀉症

灸麥芽	十二斤
灸白朮	十三斤
盧粉母	二十五斤
※粉末劑	
熊膽	大二個
乾柿皮	五斤
生栗	小一斗
艾葉	三斤
大蒜	十斤
生葛根	二十斤
乾柿	十접
小麥	大二十斗

適應症： 慢性下痢症, 慢性泄瀉症

해설： 소맥과 건시는 물에 넣고 끓이면 죽이 된다. 그러므로 끓는 물을 부어 우려내기를 반복하는데, 밀과 곶감이 불어서 표피가 터지고 씹었을 때 아무 맛이 없을 때까지 하여 얻은 맑은 액체를 취해 사용한다.

去知示公開方

。去知示公開方

藥品. 乾柿一百個 小麥(小)一斗 生葛根二斤 元杜沖一斤
栗內皮一斤 眞沈香一兩半 熊膽(大)一個 麝香一錢
右上煎湯取液爲度如飴

粉末劑 灸白朮 灸麥芽 同量 粉末劑斤當 重曹 一兩

適應症 ~ 急慢性下痢及泄瀉
上中下三腹急慢性炎症 腸風性急慢性下血症
但便秘者不可服 實症者不可服

適應症：急慢性下痢及泄瀉, 上中下三腹急慢性炎症, 腸風性急慢性下血症

麝靈腸强丸

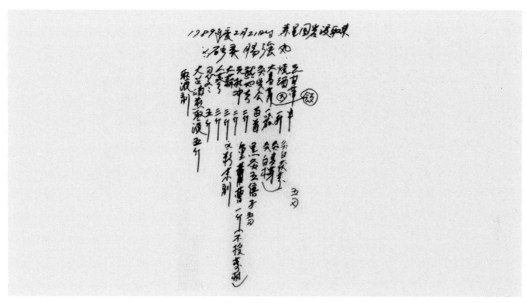

。1989年 2月 21日付 素星國岩渡取來　。麝靈腸强丸

灸白茯苓　各五兩

灸麥芽

灸白朮

黑灸五倍子 五兩

重曹　一斤(不授藥材)

※粉末劑

元甘草　半斤

燒酒　大一升

大麥飯　一器

灸蜈蚣　百首

熟地黃　二斤

元杜沖　二斤

大蒜　三斤

人蔘　三斤

忍冬　五斤

大棗酒煎取液 五斤

取液劑

丸飲湯

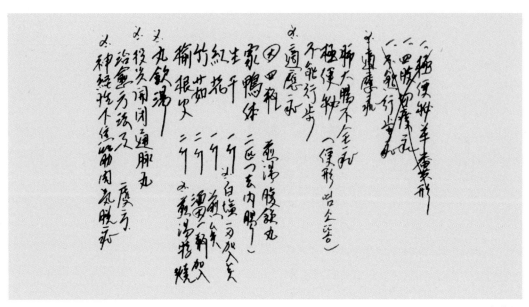

。丸飲湯

肺大腸不全症

極便秘(便形如羊屎)

不能行步

※適應症

大四瓶　煎湯服飲丸

※煎湯時燒酒大一瓶　加入煎矣

※白鹽一兩加入矣

生薑　　一斤

紅花　　一斤

竹茹　　二斤

榆根皮　二斤

家鴨體　二匹(去內腸)

※丸飲湯

投與開閉通脈丸

治愈方法及處方

神經性下焦筋肉氣脫症

適應症：不能行步, 極便秘(便形如羊屎), 肺大腸不全症

腦脾治愈丸

。腦脾治愈丸

※治腦不全眩暈症

灸麥芽
灸白朮
※粉末劑

元甘草　半斤
生薑　　三斤
蜈蚣　　千首
乾飛蜂　一斤
胡麻子　一斤
白芍藥　三斤
當歸　　三斤
鳳凰衣　三斤
南瓜子　三斤
竹茹　　五斤
땅두릅　五斤
猪肝　　五斤
人蔘　　五斤

適應症：治腦不全眩暈症

麝靈暈定丸

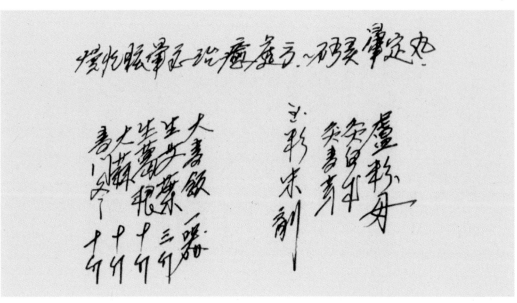

。慢性眩暈症治癒處方　。麝靈暈定丸

盧粉母

灸白朮

灸麥芽

※粉末劑

大麥飯　一器

生艾葉　三斤

生葛根　十斤

大蒜　十斤

麥門冬　十斤

適應症：慢性眩暈症

車乘治眩丸

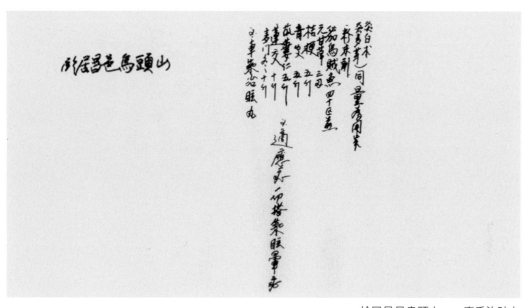

。於居昌邑烏頭山　　。車乘治眩丸

※適應症
一切搭乘眩暈症

※粉末劑
灸麥芽
灸白朮　同量爲用矣

※必加烏賊魚四十四煎
元甘草　三兩
桔梗　五斤
靑皮　五斤
瓜蔞仁　五斤
連翹　十斤
麥門冬　十斤

適應症：一切搭乘眩暈症

面部治臥精膏

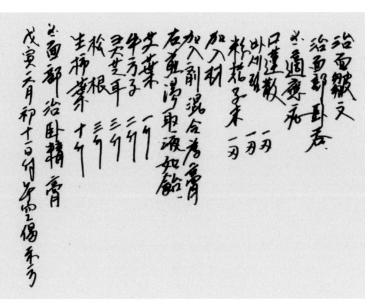

。戊寅六月初十一日付 無空偈示方 　。面部治臥精膏

治面皺紋
治面部臥呑
※適應症

加入材

粉花子末　一兩

바세린　一兩

枸櫞酸　一兩

加入劑混合爲膏

右煎湯取液如飴

艾葉　　一斤

牛蒡子　二斤

靈芝耳　三斤

松根　　三斤

生柿葉　十斤

適應症：治面部臥呑, 治面皺紋

해설：口蓮散은 枸櫞酸, 皺文은 皺紋의 誤記로 판단됨.

麝靈眼壓淸明丸

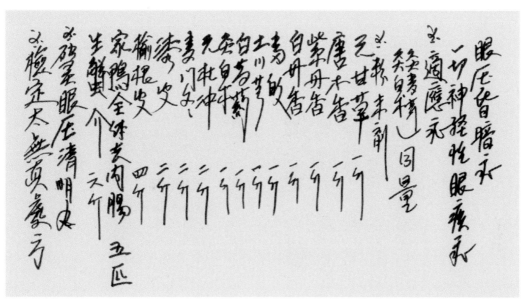

眼壓昏暗症
一切神經性眼疾症
※適應症

灸白朮 灸麥芽 同量

※粉末劑

元甘草 一斤
唐木香 一斤
紫檀香 一斤
白檀香 一斤
當歸 一斤
土川芎 一斤
白芍藥 一斤
灸白朮 一斤
元杜冲 二斤
麥門冬 二斤
漆皮 二斤
楡根皮 四斤
家鴨全體去內腸 五匹
生蟹介 六斤

適應症：一切神經性眼疾症, 眼壓昏暗症

麝靈風淚丸

。麝靈風淚丸(治風淚 ~ 淚腺痺塞症)

灸白尤
灸麥芽
※粉末劑

熊膽　　　一個
天鼠　　　二十首
白尤　　　五斤
當歸　　　五斤
生山藥　　五斤
葛根　　　五斤
麥門冬　　五斤

適應症：風淚, 淚線痺塞症

開眼湯

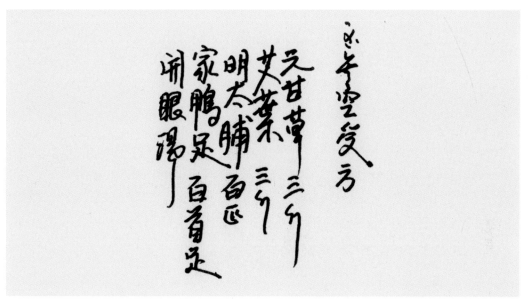

。開眼湯　。無空受方

元甘草　三斤
艾葉　　三斤
明太脯　百匹
家鴨足　百首足

適應症：開眼

慢性耳鳴立效丸

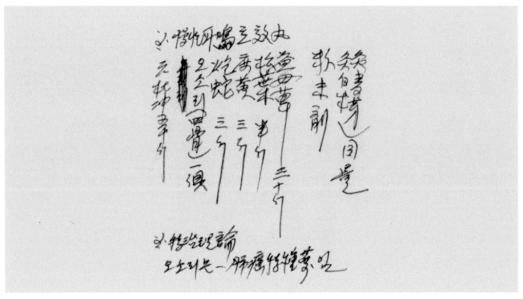

○ 慢性耳鳴立效丸

灸麥芽　同量
灸白朮
※ 粉末劑

益母草　三十斤
松葉　半斤
麻黃　三斤
炮蛇　三斤
오소리(四骨)　一俱
元杜沖　五十斤

※ 特治理論
오소리는 肺癌特種藥임.

適應症：耳鳴

乾治耳中丸

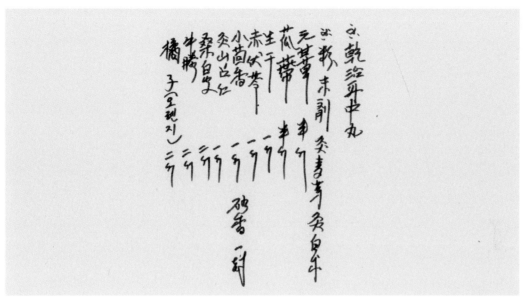

。乾治耳中丸

灸白朮
灸麥芽
※粉末劑

麝香　一封
元甘草　半斤
瓜蔕　半斤
生薑　一斤
赤茯苓　一斤
小茴香　一斤
灸山棗仁　一斤
桑白皮　二斤
牛膝　二斤
橘子(오렌지)二斤

鼻龍伸新方

。月岳眞君秘傳法方　。(鼻龍伸)新方

赤小豆　五錢
龍腦　三錢五分
黃連　五錢
法制滑石 五錢
楡根皮　四兩
苦蔘灸　八兩
老古草灸 八兩
稻蝍蟲灸 八兩
※粉末製
稻蝍蟲灸 八兩
老古草灸 八兩
苦蔘灸　八兩

※龍伸液
生麥粉　一斤
大蒜　一斤
※煎湯爲度如飴爲度

適應症：鼻瘜肉症

해설：老古草는 白頭翁, 稻蝍蟲은 메뚜기를 뜻한다.

陰陽氣調血丸

○ 1998年 6月 29日付　○ 素兪 ~ 吳吉龍　○ 兄妹姪 ~ 坤女 ~ 日本居住 ~ 未婚女. 29才 高玉順 ~
○ 病名. 聖診 ~ 陰陽不全 破壞 ~ 燥血血管症　○ 陰陽氣調血丸

淫羊藿 十斤 白檀香 金銀花 人蔘 各三斤

三日酒浸漬全蟲 一斤 上鹿茸 一斤 桃仁 二斤

紅花 一斤 元甘草 半斤 熊膽 一兩

※ 粉末劑 ~ 麥芽 白朮 同量

※ 症狀 ~ 食物吞下困難症 舌体麻痺症

適應症：食物吞下困難症, 舌体麻痺症

不治回生飲

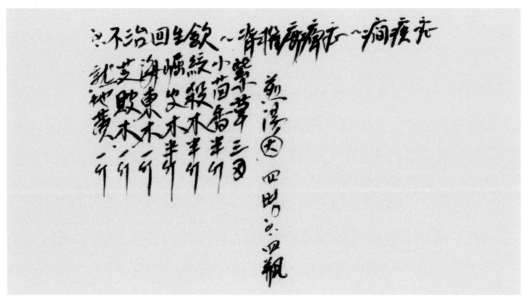

。不治回生飲 ~ 脊椎麻痺症 ~ 瘋疾症

煎湯 大 四瓶

紫草	三兩
小茴香	半斤
絞殺木	半斤
崛皮木	半斤
海東木	一斤
芝賄木	一斤
熟地黃	一斤

適應症：脊椎麻痺症, 瘋疾症

皮風丸

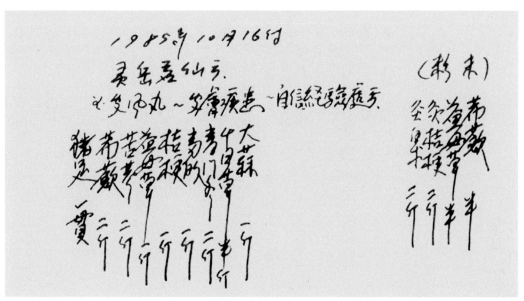

。1985年 10月 16日付　　。靈岳君仙方　　。皮風丸 ~ 皮膚疾患 ~ 自信經驗處方

藥材	分量
蒛斂	半斤
益母草	半斤
灸桔梗	二斤
灸白尤	二斤
※粉末劑	
大蒜	一斤
千日草	半斤
麥門冬	二斤
當歸	一斤
桔梗	一斤
益母草	一斤
苦蔘	二斤
蒛斂	二斤
豬足	一貫

適應症：皮膚疾患

白皮精

。經驗治癒良方 。白皮精

但液體目內 들어가지 않도록
※ 注意

※ 一日二回朝夕時塗布矣

一切皮膚諸疾症
一切皮膚瘙瘍症
※ 適應症

松燒液 七곱바울 加入矣
綠礬 三錢 代曹粉末使用
枯白礬 三錢
經粉 三錢
※ 藥品
大棗 一斤 煎湯水再煎藥材使用

適應症：一切皮膚瘙瘍症, 一切皮膚諸疾症

麝靈紫癜立效丸

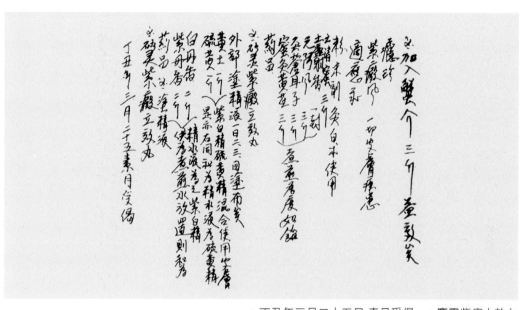

。丁丑年三月二十五日 素月受偈　　。麝靈紫癜立效丸

灸白朮 使用
※ 粉末劑

※ 加入蟹介 三斤 盆效矣

藥品
※ 麝靈紫癜立效丸

蜜灸黃芪 三斤

灸蒼耳子 三斤
※ 適應症

元防風 三斤　　紫癜風 一切皮膚疾患 癮疹

土麝香 一封

土淸蜜 三斤

煮煎爲度如飴

※ 麝靈紫癜立效丸

黃土　　一斤 是亦右同和爲精水液爲硫黃精

硫黃　　一斤

　　　　和爲精水液爲之紫白精

　　　　一日二・三回塗布矣

　　　　紫白精硫黃精混合使用皮膚外部塗精液

白檀香　　二斤 供爲煮煎水放置則

紫檀香　　二斤

藥品 ※ 塗精液

適應症：紫癜風, 一切皮膚疾患, 癮疹

消蠟精

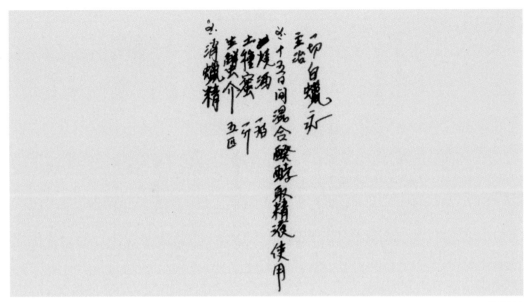

一切白蠟症
※主治

※十五日間混合醱酵 取精液 使用

燒酒 一컵
土種蜜 一斤
生蟹介 五匹

適應症：一切白蠟症

家睦丸(一名 家鷟精)

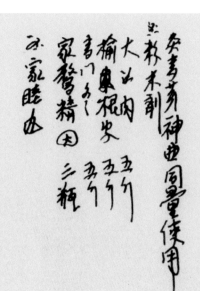

。家睦丸

神麴 同量使用
灸麥芽
※粉末劑

大棗肉 五斤
楡根皮 五斤
麥門冬 五斤
家鷟精 大三瓶

適應症：一切蠟症

石魚礬塩末

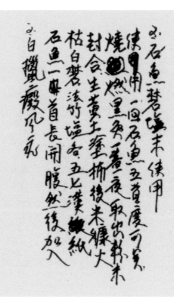

。石魚礬鹽末

※石魚礬塩末 使用

使用 一回石魚五首度可矣

燒燃黑炙一畫一夜 取出粉末

封合 生黄土塗拖後 米糠火

枯白礬法竹塩各五匕漢紙

石魚一首長開腹然後 加入

※白攊癬風症

適應症：白攊癬風症

麝靈祛皮黑耳散

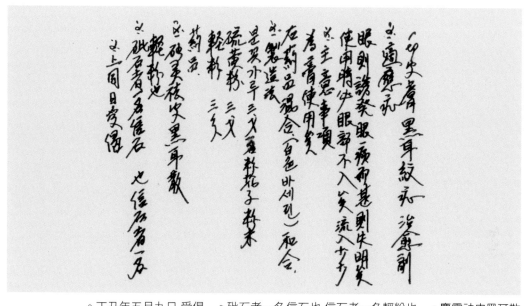

。丁丑年五月九日 受偈　　。砒石者一名信石也 信石者一名輕粉也　　。麝靈祛皮黑耳散

一切皮膚黑耳紋症治愈劑

※適應症

眼則誘發眼病而甚則失明矣

使用時必眼部不入矣 流入少少

※注意事項

바세린和合 爲膏使用矣

※右藥品混合 白色

※製造法

분꽃가루 三錢 一名粉花子粉末

硫黃粉　三錢

輕粉　　三分

藥品

適應症：一切皮膚黑耳紋症

消腫萬雄膏

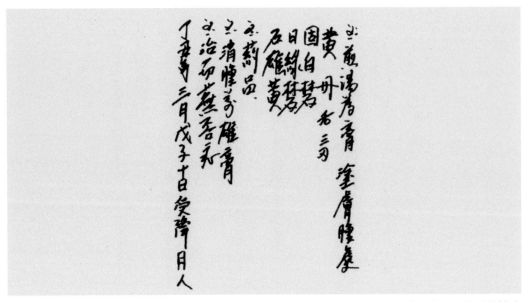

。丁丑年三月戊子十日受降月人　。治一切蕪呑症　。消腫萬雄膏

※煎湯爲膏　塗膚腫處

黃丹
枯白礬
日綠礬　各三兩
石雄黃
※藥品

適應症：一切 므쯤

麝靈肥大減量丸

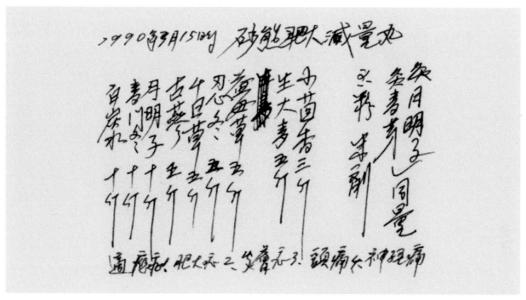

。1990年 3月 15日付　。麝靈肥大減量丸

灸月明子 同量

灸麥芽

※粉末劑

小茴香　　三斤

生大麥　　五斤

益母草　　五斤

忍冬　　　五斤

千日草　　五斤

苦蔘　　　五斤

月明子　　十斤

麥門冬　　十斤

白炭水　　十斤

適應症：肥大症, 皮膚症, 頭痛, 神經痛

麝靈紅麴肥減丸

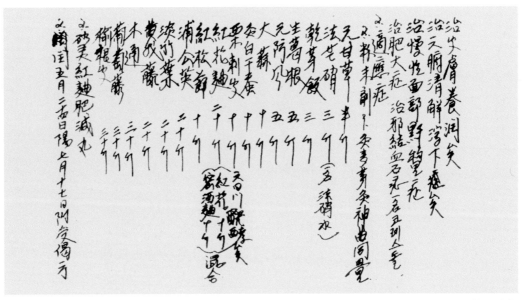

。閏五月二十四日 陽七月十七日付 受偈方　。麝靈紅麴肥減丸

元甘草　半斤

法芒硝　三斤（一名法硝水）

乾芽飯　三斤

生葛根　五斤

元防風　五斤

大蒜　十斤

灸白殭蠶　十斤

栗刺皮　十斤

混合 六日間醱酵矣

紅花麴　二十斤（密酒麴 十斤 紅花 十斤）

紅松節　十斤

浦公英　二十斤

淡竹葉　二十斤

黃我藤　二十斤

木通　三十斤

葡萄藤　三十斤

榆根皮　三十斤

治皮膚養潤矣

治六腑淸解瀉下矣

治慢性面部黔黶症

（一名 콜레스테롤）

治邪結血石症

治肥大症

※適應症

灸神麴 同量

灸麥芽

※粉末劑

適應症：治肥大症, 治邪結血石症(一名 콜레스테롤), 治慢性面部黔黶症,
治六腑淸解瀉下, 治皮膚養潤

眞方肥大減量丸

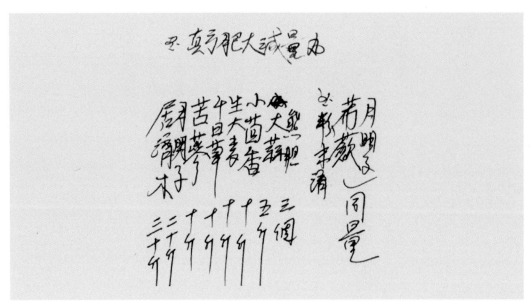

。眞方肥大減量丸

月明子　同量

豨簽

※粉末劑

熊膽　　三個

大蒜　　五斤

小茴香　十斤

生大麥　十斤

千日草　十斤

苦蔘　　十斤

月明子　二十斤

居濟木　三十斤

適應症：肥大症

麝靈肥減丸

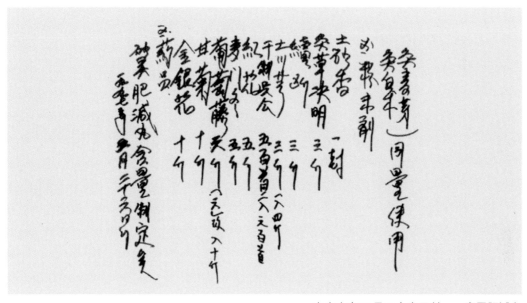

。一九九七年五月二十六日付　。麝靈肥減丸

灸麥芽　同量　使用

灸白朮

※粉末劑

土麝香　一封

灸草決明　三斤

續斷　三斤

土川芎　三斤(入四斤)

薑制蜈蚣　五百首(入六百首)

紅花　五斤

麥門冬　五斤

葡萄藤　六斤(改入十斤)

甘菊　十斤

金銀花　十斤

※藥品

麝靈肥減丸含量制定矣

適應症：肥減

肥減丸

※但膽石症治癒方矣 脫去膽石矣

灸麥芽 同量矣

灸白朮

※粉末劑

※右煎湯爲丸

※未定代薑法製蜈蚣矣

酒浸灸 개밥두드기 땅강아지

灸草決明 三斤

葡萄藤　十斤(머루포도덩쿨)

紅花　三斤

續斷　三斤

土川芎　三斤

甘菊　五斤 或十斤

金銀花　五斤 或十斤

藥品

適應症：肥減, 膽石症

骨疽養生丸

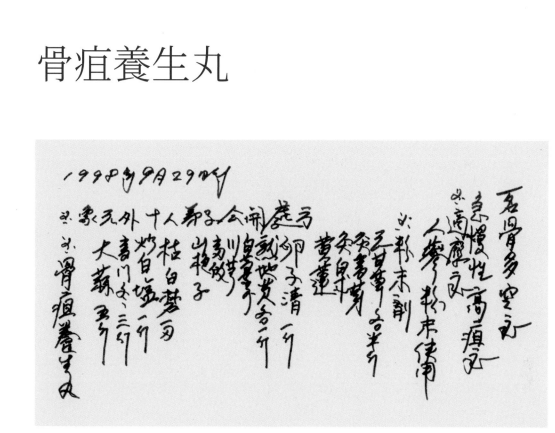

。1998年 9月 29日付　。象元外 十人弟子 公開處方　。骨疽養生丸

一名骨多空症
急慢性骨疽症
※適應症

人蔘粉末使用
※粉末劑

元甘草　各半斤
灸麥芽
灸白朮　各一斤
黃蓮
卵子淸　一斤
熟地黃
白芍藥
川芎
當歸
山梔子
枯白礬　一兩
炒白塩　一斤
麥門冬　三斤
大蒜　五斤

適應症： 急慢性骨疽症, 一名 骨多空症

靈關節如神丸

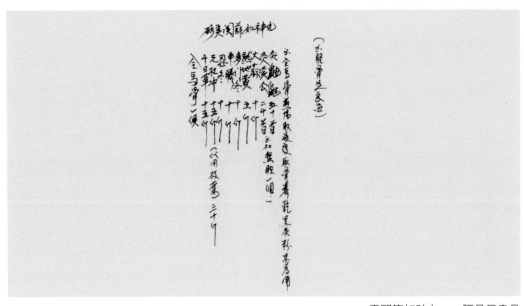

。靈關節如神丸　。脛骨足良品

※全馬骨煎湯取液後　取骨暴乾　黑灸粉末爲用

※加熊膽　一個

灸貂貂　五十首

灸蜈蚣　二千首

大蒜　十斤

熟地黃　五斤

麥門冬　十斤

牛膝　十斤

忍冬　十斤

元杜沖　十五斤 代用枝葉 三十斤

千日草　十五斤

全馬骨　一俱

適應症：關節疾患

麝靈神效歷節酒

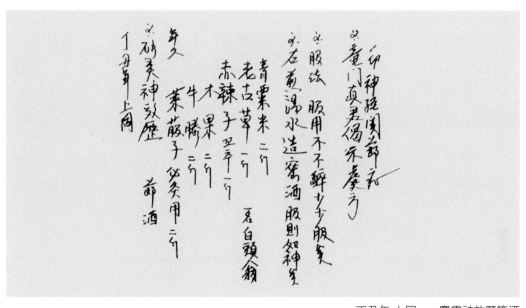

。丁丑年 上同　　。麝靈神效歷節酒

※ 一切神經關節症

※ 龍門眞君僞示處方

※ 服法 服用不不醉少少服矣

※ 右煎湯水造密酒服則如神矣

青粟米　二斤

老古草　一斤(一名 白頭翁)

赤辣子　卫辛 一斤

木果　二斤

牛膝　二斤

年久萊菔子必灸用　二斤

適應症：一切神經關節症

麝靈鎭節飮

。丁丑九月二十三日付 自處方　　。麝靈鎭節飮

※ 右粉末爲末 散藥使用함

※ 但藥王師父 必加乾薑矣

竹塩　　三兩

紅花　　三兩

牧丹皮　半斤

人蔘　　一斤半

炒灸紅花子 三斤

適應症：關節痛症

麝靈肩胛三象丸

○ 1998年 7月 12日付　○ 象南東華 公開處方　○ 麝靈肩胛三象丸

藥品 ~ 人蔘 桂枝 元杜沖 酒制羌活 各三斤
麥門冬 灸山棗仁 法制靈芝耳 各二斤
苦蔘 酒制旬川烏 酒制旬全蟲 酒制旬蜈蚣 各半斤
元甘草 三兩 麝香 一封

粉末劑 灸白朮 灸麥芽 同量

適應症：肩胛痛

足脛痛方

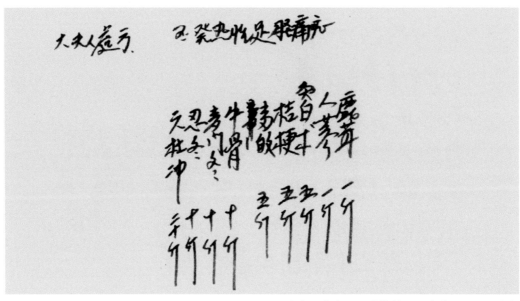

。大夫人處方　　。發熱性足脛痛症　　。足脛痛方

鹿茸	一斤
人蔘	一斤
灸白朮	五斤
桔梗	五斤
當歸	五斤
牛骨	十斤
麥門冬	十斤
忍冬	十斤
元杜冲	二十斤

適應症：發熱性足脛痛症

麝香養生靑髮丸

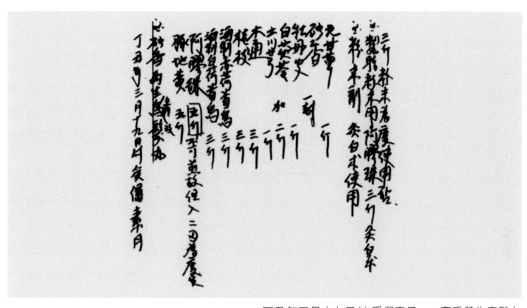

。丁丑年三月十九日付 受偈素月　　。麝香養生靑髮丸

粉末爲度使用함

阿膠珠 三斤　灸白朮 三斤

※製丸時粉末用

灸白朮 使用

※粉末劑

元甘草　一斤

麝香　一封

牧丹皮　一斤

白茯苓　二斤

土川芎　一斤

木通　三斤

桂枝　三斤

酒制赤何首烏 三斤

酒制白何首烏 三斤

阿膠珠　五斤 不可煎故但入二兩爲度矣

豚脂黃　五斤

適應症：毛髮養生

毛髮還黑丸

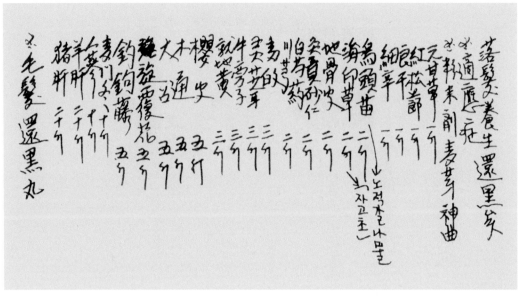

。毛髮還黑丸

良薑 一斤
細辛 一斤
烏頭苗 二斤(노적갈나물)
海印草 二斤(자고초)
地骨皮 二斤
灸貢砂仁 二斤
白芍藥 二斤
川芎 二斤
當歸 三斤
靈芝耳 三斤
牛蒡子 三斤
熟地黃 五斤
櫻皮 五斤
木通 五斤
大棗 五斤
旋覆花 五斤
釣鉤藤 十斤
麥門冬 十斤
人蔘 十斤
羊肝 二十斤
猪肝 二十斤

元甘草 一斤
紅松節 一斤

※適應症
落髮養生還黑矣

※粉末劑
麥芽
神麴

適應症：落髮養生還黑

麝靈白髮還黑湯

。丁丑年 上同 。麝靈白髮還黑湯

※三次煎湯服則還黑矣

※熟地黃豚肉燻劑矣

燻蒸時 必麵餅封合蓋燻蒸矣

去皮燻劑勿失蒸氣一晝一夜爲度

※生地黃水浸不浮者使用浮者棄

※熟地黃製造法

山藥　二錢

牧丹皮　二錢

白茯苓　二錢

土川芎　二錢

法熟地黃　三錢

酒浸曝乾　三次　白何首烏　三錢

酒浸曝乾　三次　赤何首烏　三錢

適應症：白髮還黑

毛髮養生還黑精外用藥

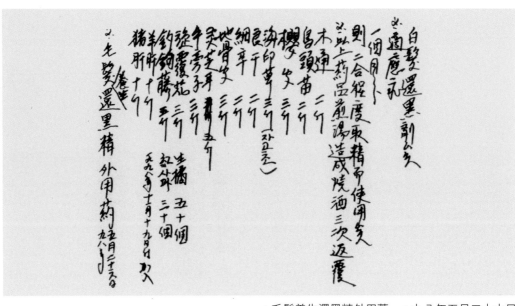

。毛髮養生還黑精外用藥 。九八年五月二十六日

生橘 五十個

紅사과 三十個

※一九九八年十一月十九日付 加入

白髮還黑劑矣

※適應症

一個月分

二合程度取精而使用矣

※以上藥品煎湯造成燒酒三次反復則

木通 二斤

烏頭苗 二斤

櫻皮 三斤

海印草 三斤（자고초）

良薑 二斤

細辛 二斤

地骨皮 三斤

靈芝耳 五斤

牛蒡子 三斤

旋覆花 三斤

釣鉤藤 五斤

羊肝 十斤

猪肝 十斤

適應症：白髮還黑劑

還黑精

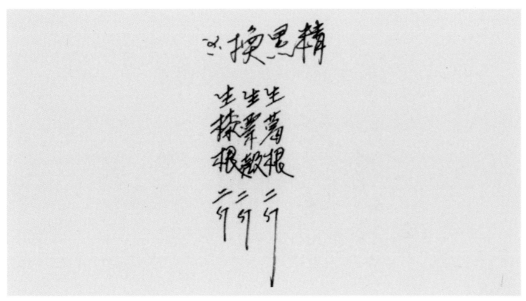

。換黑精

生漆根 二斤

生栗殼 二斤

生葛根 二斤

適應症:毛髮還黑

해설: 탕약으로 만들어 외용하는 약물로 판단됨.

作艾湯

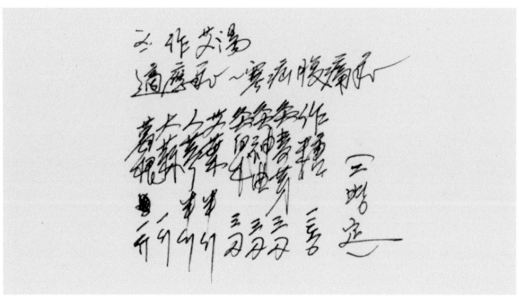

。作艾湯　　。適應症～寒疝腹痛症

（二瓶定）

作糖 一됴
灸麥芽 三兩
灸神麴 三兩
灸白朮 三兩
艾葉 半斤
人蔘 半斤
大蒜 一斤
葛根 一斤

適應症：寒疝腹痛症

人蔘祛疝湯

。人蔘祛疝湯

※煎湯 大 一瓶 分服

良好方

※主治脫疝病

元甘草　五錢
白芍藥　二兩
川芎　　二兩
當歸　　二兩
小茴香　三兩
沙蔘　　一斤
黃芪　　半斤
人蔘　　半斤

適應症：脫疝病

加味三妙湯

。加味三妙湯 ～ 下焦宗筋不全性 左足收縮不俱症
。九五年五月二十九日 。其效如神處方

煎湯大 二瓶

元甘草 各五兩

熟地黃

當歸

土川芎

牛膝 半斤

酒炒黃柏 一斤

法蒼朮 二斤

生栗子 三斤

適應症：下焦宗筋不全性 左足收縮不俱症

陽梅毒證治仙方

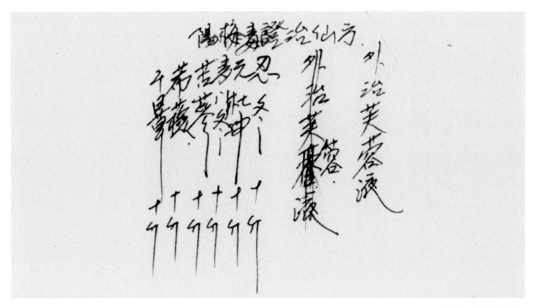

。陽梅毒證治仙方

外治芙蓉液

忍冬　　　十斤
元杜沖　　十斤
麥門冬　　十斤
苦蔘　　　十斤
蒿斂　　　十斤
千日草　　十斤

適應症：陽梅毒證

麝靈陽道强壯丸

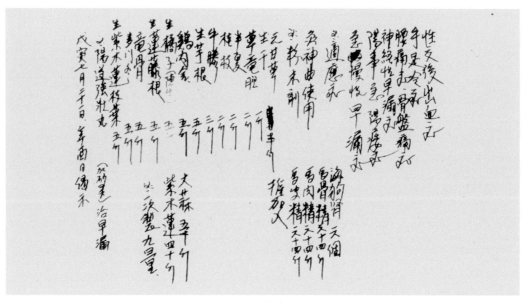

。戊寅七月二十一日辛酉日偈示　　。麝靈陽道强壯丸

手足冷症 性交後出血症

神經性早漏症 腰痛症 骨盤痛症

急慢性早漏症 陽事及陽痿症

※適應症

灸神麴 使用

※粉末劑

元甘草　半斤

生薑　一斤

草龍胆　二斤

半夏　二斤

桂枝　二斤

牛膝　三斤

生芋根　五斤

鷄內金　五斤

生橘子(陳皮)五斤

生蓮藤根 五斤

龍骨　五斤

麥門冬　五斤

生紫木蓮枝葉 五斤

海狗腎　六個
馬骨精　六十四斤
馬肉精　六十四斤
馬皮精　六十四斤
※追加入
大蒜　　五十斤
紫木蓮　四十斤
※一次製丸量

適應症： 急慢性早漏症, 陽事及陽痿症, 神經性早漏症, 腰痛症, 骨盤痛症,
　　　　手足冷症, 性交後出血症

外用痔疾薰蒸餅

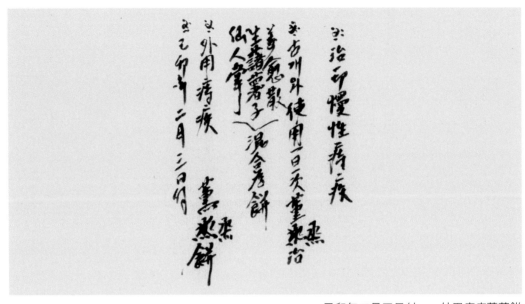

※治一切慢性痔疾

※古蓋瓦 使用 一日一次薰蒸治

萬愈散 混合爲餅

生藷薯子

仙人掌

適應症：治一切慢性痔疾

痔疾膏

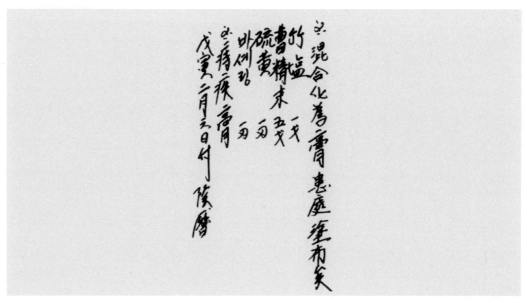

。戊寅二月六日付 陰暦 。痔疾膏

※混合化爲膏 患處塗布矣

竹塩 一錢
曹精末 五錢
硫黃 一兩
바세린 一兩

適應症：痔疾

麝靈止血痔崩丸

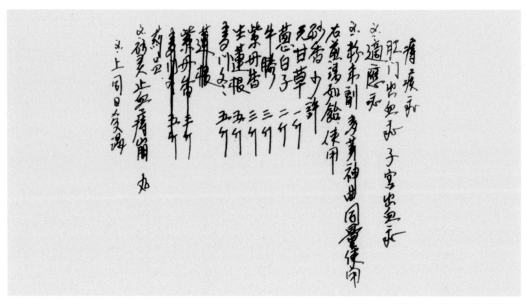

。丁丑年五月九日受偈　。麝靈止血痔崩丸

痔疾症
子宮出血症
肛門出血症
※適應症

神麴 同量 使用
麥芽
※粉末劑

※左煎湯如飴使用
麝香　少許
元甘草　一斤
蔥白子　二斤
牛膝　三斤
紫檀香　三斤
生蓮根　五斤
麥門冬　五斤
※藥品

適應症：肛門出血症, 子宮出血症, 痔疾症

生藷薰蒸餅

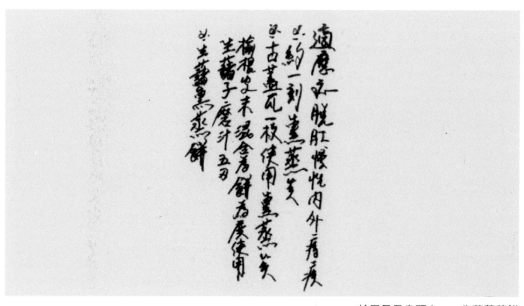

。於居昌邑烏頭山　　。生藷薰蒸餅

慢性內外痔疾
脫肛
※ 適應症

※ 約一劑薰蒸矣
※ 古蓋瓦一枚使用薰蒸矣
楡根皮末混合爲餅爲度使用
生藷子磨汁 五兩

適應症：脫肛·慢性內外痔疾

脫肛症治方

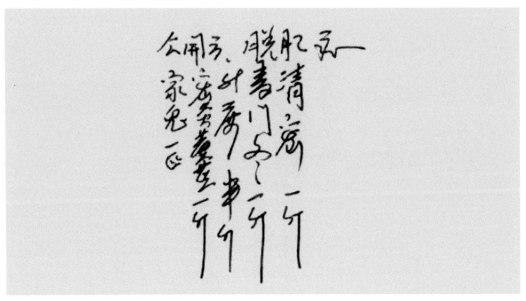

清蜜　　　　　一斤
麥門冬　　　　一斤
升麻　　　　　半斤
蜜灸黃芪　　　一斤
家兔　　　　　一四

適應症：脫肛症

開閉通脈飲

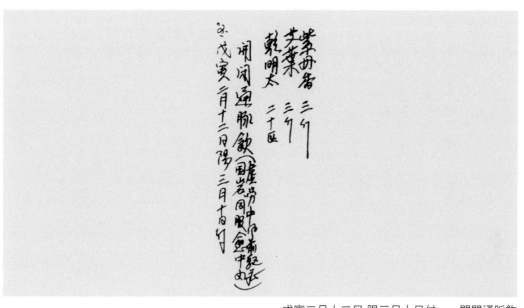

。戊寅二月十二日 陽三月十日付　。開閉通脈飲

紫檀香　三斤
艾葉　　三斤
乾明太　二十四

虛勞中風前驅症
國岩同服愈中丸

適應症：虛勞中風前驅症

通愈中風丸

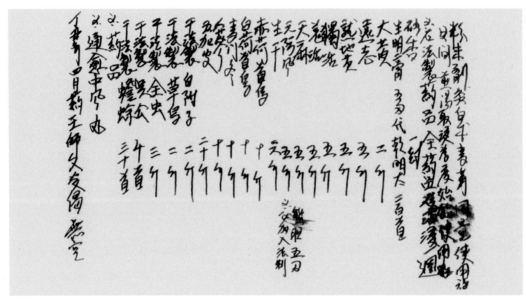

。丁丑年四月 藥王師父受偈無空 　。通愈中風丸

大黃　　　　　　二斤
遠志　　　　　　五斤
熟地黃　　　　　五斤
獨活　　　　　　五斤
羌活　　　　　　五斤
天麻　　　　　　五斤
元防風　　　　　五斤
生薑　　　　　　六斤
赤何首烏　　　　十斤
白何首烏　　　　十斤
麥門冬　　　　　十斤
人蔘　　　　　　十斤
五加皮　　　　　二十斤
薑法製白附子　　二斤
薑法製草烏　　　二斤
薑法製全蟲　　　三斤
薑法製蜈蚣　　　千首
薑法製蟾蜍　　　三十首

※藥品

麥芽 同量 使用함.

灸白朮

※ 粉末劑

爲度如飴使用

一週日間 煎湯取液

※ 右法製藥品全藥品燒酒浸

※ 必加入法制熊膽五兩

麝香 一封

生明膏 五兩 代乾明太 二百首

適應症：中風

麝靈解痲立效丸

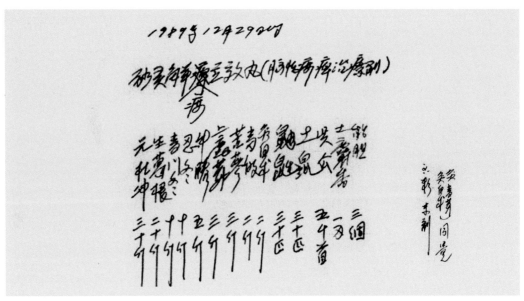

○ 1989年 12月 29日付　　○ 麝靈解痲立效丸(腦性痲痺治療劑)

灸麥芽	同量
灸白朮	
※粉末劑	
熊膽	三個
土麝香	一兩
蜈蚣	五千首
土鼠	三十匹
鼪鼠	三十匹
灸白朮	二斤
當歸	二斤
苦蔘	三斤
上鹿茸	三斤
牛膝	五斤
忍冬	十斤
麥門冬	十斤
生葛根	二十斤
元杜冲	三十斤

適應症：腦性痲痺

關節如神丸

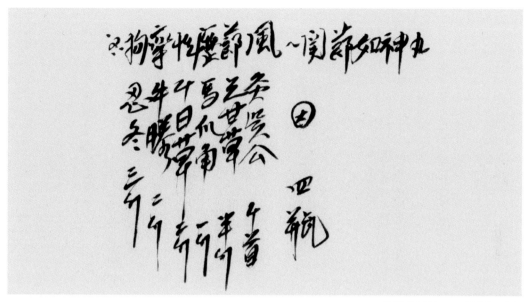

。拘攣性歷節風 ~ 關節如神丸

大四瓶

灸蜈蚣　　　　千首

元甘草　　　　一斤　半斤

馬爪角　　　　二斤

千日草　　　　二斤

牛膝　　　　　二斤

忍冬　　　　　三斤

適應症：拘攣性歷節風

麝靈疼歷通治丸

。戊寅四月七日 己酉無空受偈 　。麝靈疼歷通治丸

五日一日回治癒瘰矣
楡根皮餅附着肛門 古蓋瓦熏蒸
※治慢性內外痔單方施術法

治氣管支 治脊椎炎症 治肺癌
治諸疼風症 治諸歷節風症 治諸神經痛症
※適應症

灸麥芽 灸神麴 同量使用矣
※粉末劑

煎湯取液爲度如飴使用矣
※以上藥品清酒浸漬三晝夜然後

元甘草　半斤
生栗子　五斤
生薑　五斤
紅松節　五斤
紫檀香　五斤
白檀香　五斤
牛膝　五斤
楡根皮　十斤
紅辣子　十斤
人蔘　十斤　但去毛 內腸脂
麥門冬　十斤　必家鴨首 首煎湯使用矣

適應症：治諸疼風症, 治諸歷節風症, 治諸神經痛症, 治氣管支, 治脊椎炎症, 治肺癌

麝靈歷節疼風丸

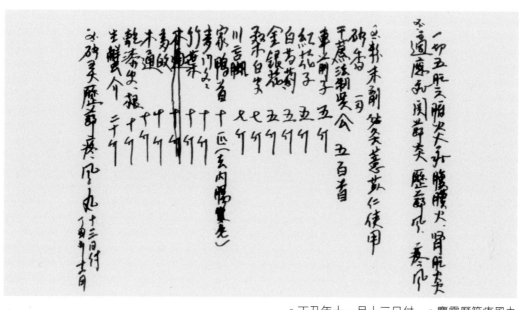

。丁丑年十一月十三日付　。麝靈歷節疼風丸

一切五臟六腑炎症 腹膜炎 腎臟炎
關節炎 歷節風 痛風
※ 適應症

※ 粉末劑 必灸薏苡仁使用

麝香　一兩
薑熏法製蜈蚣　五百首
車前子　五斤
紅花子　五斤
白芍藥　五斤
金銀花　五斤
桑白皮　七斤
川贏　七斤
家鴨首　十四(去內腸毛)
麥門冬　十斤
竹葉　十斤
當歸　十斤
木通　十斤
乾漆皮根　十斤
生蟹介　二十斤

適應症：關節炎, 歷節風, 痛風, 一切五臟六腑炎症, 腹膜炎, 腎臟炎

天鼠去風湯

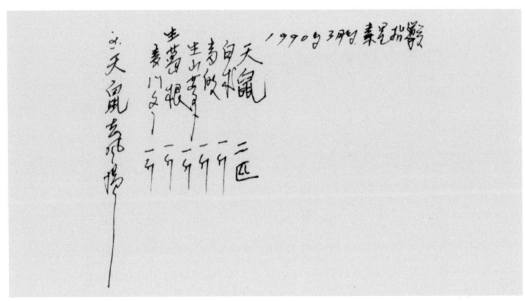

。1990年 3月付 素星指導方 　。天鼠去風湯

麥門冬 一斤
生葛根 一斤
生山藥 一斤
當歸 一斤
白朮 一斤
天鼠 二匹

傷寒通治方

。1999년 3月 28日 日曜日 於聞慶郡 魯車面 生遠里 皇庭山 。己卯 傷寒通治方

稻　柴　麻　黃　大　赤　元
梗　胡　黃　芩　蒜　辣　甘
　　　　　　　子　草

　　　　　　　　各
　　　　　　　　一
　　　　　　　　斤

適應症：傷寒

骨度行氣湯

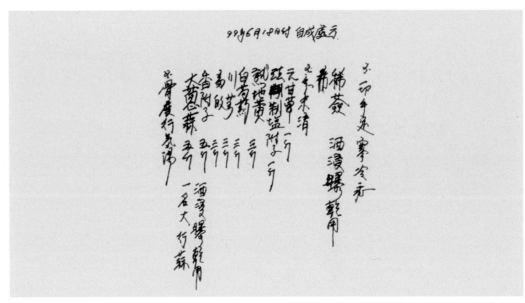

◦ 1999年 6月 18日付 自成處方   ◦ 骨度行氣湯

※ 一切手足寒冷症

蓺薂 酒浸曝乾用
※ 紛末劑

元甘草 一斤
法制塩附子 一斤
熟地黃 三斤
白芍藥 三斤
川芎 三斤
當歸 三斤
香附子 五斤 酒浸曝乾用
大蔥蒜 五斤 一名大行蒜

適應症：一切手足寒冷症

麝靈骨髓補精丸(一名 强經補精丸)

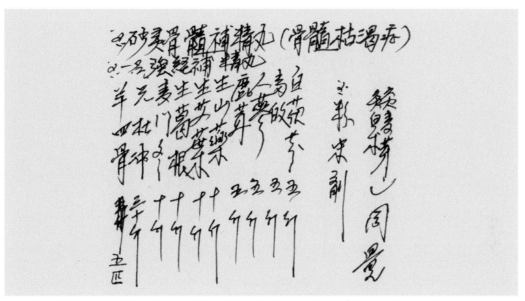

° 麝靈骨髓補精丸(骨髓枯渴症)　° 一名 强經補精丸

羊四骨	元杜冲	麥門冬	生葛根	生艾葉	生山藥	鹿茸	人蔘	當歸	白茯苓	※粉末劑	灸白朮	灸麥芽 同量
五匹	三十斤	十斤	十斤	十斤	十斤	五斤	五斤	五斤	五斤			

適應症：骨髓枯渴症

勞困回復湯

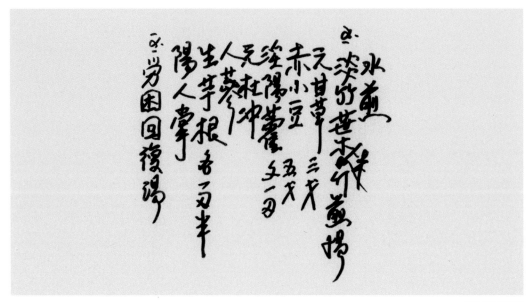

。勞困回復湯

水煎
※淡竹葉 半斤 煎湯
元甘草 三錢
赤小豆 五錢
淫羊藿 各一兩
元杜冲
人蔘
生芋根 各一兩半
陽人掌

適應症：勞困回復

大補回陰方

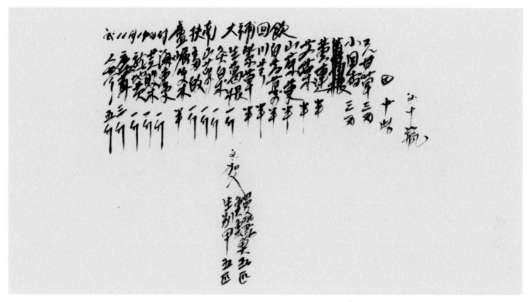

◦ 11月14日付 蘆扶南　◦ 大補回飲方

大十瓶

元甘草　三兩
小茴香　三兩
黃蓮　三兩
艾葉　半斤
山茱萸　半斤
白芍藥　半斤
川芎　半斤
紫草　半斤
生葛根　一斤
灸白朮　一斤
山藥　一斤
當歸　一斤
崛皮木　半斤
海東皮　一斤
芝貶木　一斤
熟地黃　一斤
鹿茸　三斤
人蔘　五斤

鰻鱺魚　五匹
生鼈甲　五匹
※加入

適應症：大補回陰

五加神仙酒

。五加神仙酒

燒酒服
同量混合
湯取液行
釀酵後煎
以上五日間

설탕　　　 二斤
陽蒜　　　 五斤
大蒜　　　 五斤
五加皮　　 五斤
生橘　　　 十個
紅沙果　　 十個

適應症：疲勞回復劑, 疲勞回復의 神妙酒

■ 비교

定理五加酒 (五加皮 十斤 地骨皮 三斤 熟地黃 二斤 灸元杜沖 一斤 元甘草 三兩 經驗良方, 『東醫定理學』 p.422 참고)

新正供辰丹

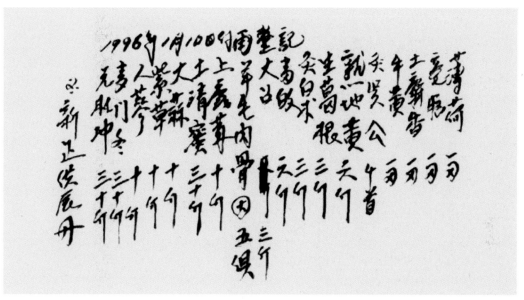

。1996年 1月 10日付 再整記　。新正供辰丹

薄荷 一兩
龍腦 一兩
土麝香 一兩
牛黃 一兩
灸蜈蚣 千首
熟地黃 六斤
生葛根 三斤
灸白朮 三斤
當歸 六斤
大棗 三斤
羊毛肉骨 大五俱
上鹿茸 十斤
土淸蜜 三十斤
大蒜 十斤
紫草 十斤
人蔘 十斤
麥門冬 三十斤
元杜冲 三十斤

適應症：一切虛勞

改定供辰丹

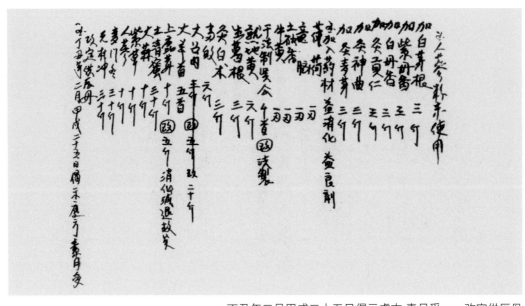

。丁丑年二月甲戌二十五日偈示處方 素月受 。改定供辰丹

薄荷 一兩 ※人蔘粉末使用
龍腦 一兩 加白茅根 三斤
土麝香 一兩 加紫檀香 三斤
牛黃 一兩 加白檀香 三斤
薑法製蜈蚣 千首 加灸貢砂仁 三斤
熟地黃 六斤 加灸神麴 三斤
生葛根 三斤 加灸麥芽 三斤
灸白朮 三斤 ※加入藥材 益消化 益良劑
當歸 六斤
大棗肉 二十斤
大羊首 五首
上鹿茸 十斤 改五斤 消化減退故矣
土清蜜 三十斤
大蒜 十斤
紫草 十斤
人蔘 十斤
麥門冬 三十斤
元杜冲 三十斤

適應症：一切虛勞

麝靈通合供治丸

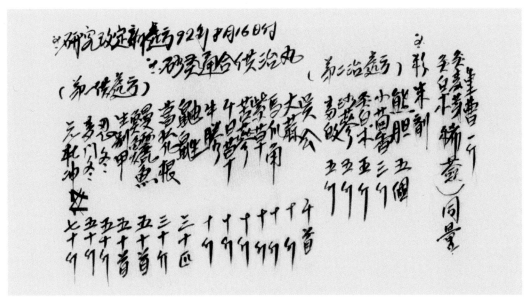

。研究改定新處方 1992年 8月 16日付　　。麝靈通合供治丸

(第一供處方)

蜈蚣	千首
大蒜	十斤
馬爪角	十斤
紫草	十斤
苦蔘	十斤
千日草	十斤
牛膝	十斤
貂鼪	三十四
菖花根	三十斤
鰻鱺魚	五十首
生鼈甲	五十斤
忍冬	五十斤
麥門冬	五十斤
元杜冲	七十斤

(第二治處方)

重曹 一斤	
稀歛 同量	
灸麥芽	
灸白朮	
※粉末劑	
熊膽	五個
小茴香	三斤
灸白朮	五斤
沙蔘	五斤
當歸	五斤

仙境通癒丸

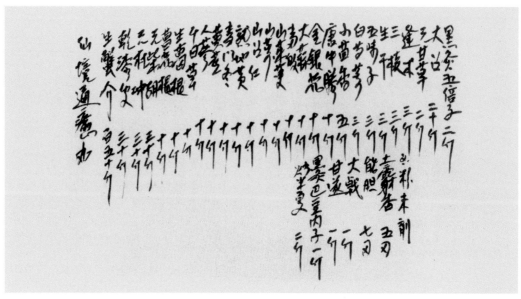

。仙境通癒丸

小茴香 五斤
唐牛膝 十斤
金銀花 十斤
大蒜 十斤
當歸 十斤
山茱萸 十斤
山藥 十斤
酸棗仁 十斤
熟地黃 十斤
麥門冬 十斤
黃芪 十斤
人蔘 十斤
千日草 十斤
生葛根 十斤
菖花根 十斤
元柴胡 三十斤
元杜冲 三十斤
乾漆皮 三十斤
生蟹介 百五十斤

※粉末劑
土麝香 五兩
熊膽 七兩
大戟 一斤
甘遂 一斤
黑灸巴豆內子 一斤
炒半夏 二斤
黑灸五倍子 二斤
大棗 二十斤
元甘草 二斤
逢朮 三斤
三稜 三斤
生薑 三斤
五味子 三斤
白芍藥 三斤

補榮湯

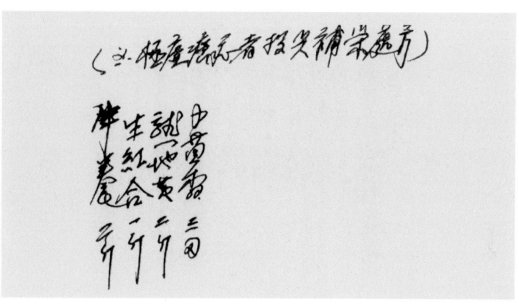

。極虛痺症者投與補榮處方

小茴香　三兩
熟地黃　二斤
生紅蛤　一斤
牛臟　　二斤

適應症：極虛痺症

自成處方

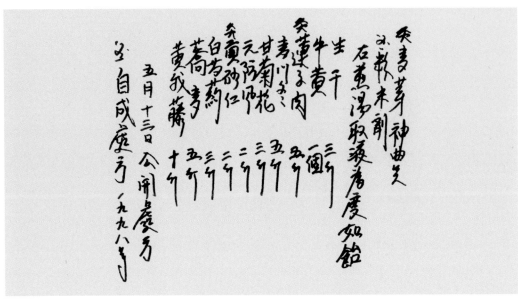

。一九九八年五月十三日 公開處方　　。自成處方

神麴矣
灸麥芽
※粉末劑

※右煎湯取液爲度如飴

生薑　三斤
牛黃　一個
灸蓮子肉　五斤
麥門冬　五斤
甘菊花　三斤
元防風　二斤
灸貢砂仁　二斤
白芍藥　三斤
蕎麥　五斤
黃我藤　十斤

嘔吐眩暈方

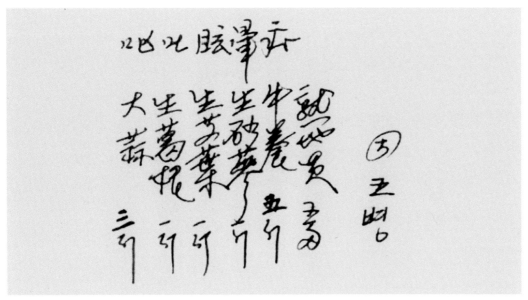

。嘔吐眩暈方

大　五瓶

熟地黃　五兩

牛孃　五斤

生沙蔘　一斤

生艾葉　一斤

生葛根　一斤

大蒜　三斤

適應症：嘔吐眩暈症

家艾湯

。1989年 7月 10日付 實驗特效處方　。一個月間食飲則嘔吐者治驗方　。家艾湯

※ 適應症 ~ 腸熱胃寒 嘔吐症

小腹痛症投與

六瓶

元甘草　三兩

黑灸五倍子 三兩

熟地黃 半斤

大棗　三斤

大蒜　三斤

艾葉　三斤　代生葛根三斤去人蔘）

　　　　　　（中焦肝胃熱嘔不用蔘）

人蔘　一斤

　　　　（下焦熱嘔大腸症使用人蔘）

家兎　一四

適應症：腸熱胃寒 嘔吐症

加味防己三象湯

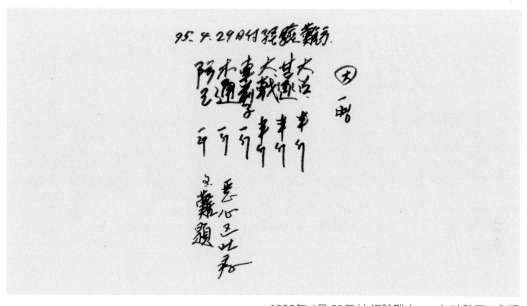

。1995年 4月 29日付 經驗難方　。加味防己三象湯

惡心嘔吐症
※難題

大一瓶

大棗　半斤
甘遂　半斤
大戟　半斤
車前子　一斤
木通　一斤
防己　一斤

適應症：惡心嘔吐症

麝靈氣管消炎丸

。戊寅二月五日付陽曆　　。麝靈氣管消炎丸

氣管支炎症咳嗽
肺虛炎症咳嗽
※適應症

灸神麴
灸白朮
※粉末劑

麝香 一封
生薑 一斤
元甘草 半斤
桃仁 一斤
杏仁 二斤
灸麥芽 二斤
五味子 二斤
大棗 三斤
貝母 三斤
薑製大半夏 三斤
麥門冬 五斤
生栗子 五斤
胡桃肉 五斤
梨肉皮 五斤

適應症：肺虛炎症咳嗽, 氣管支炎症咳嗽

痰肺定喘丸

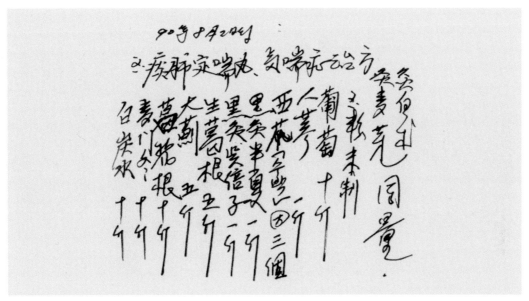

。1990年 8月 2日付　。痰肺定喘丸 氣喘症治方

灸白朮 同量

灸麥芽

※粉末劑

葡萄　十斤

人蔘　一斤

西瓜(수박)　大三個

黑灸半夏　一斤

黑灸五倍子 一斤

生葛根　五斤

大薊　　五斤

菖花根　十斤

麥門冬　十斤

白炭水　十斤

適應症：氣喘症

麝靈定喘丸(一名 麝靈定喘立效丸)

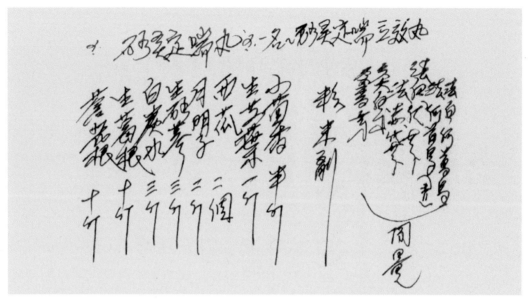

。麝靈定喘丸 一名 麝靈定喘立效丸

菖花根 十斤
生葛根 十斤
白炭水 三斤
生沙蔘 三斤
月明子 二斤
西瓜 二個
生艾葉 一斤
小茴香 半斤
※粉末劑
灸麥芽
灸白朮
法赤茯苓
法白茯苓
法赤何首烏
法白何首烏 同量

適應症：喘症

麝靈治愈諸喘丸

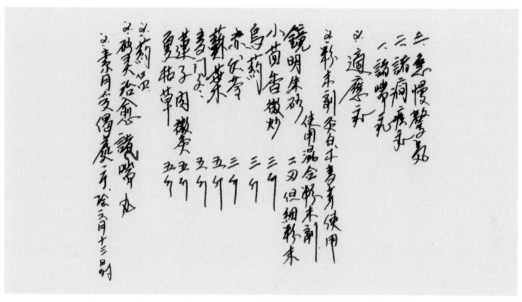

。素月受偈處方 陰六月十三日付　。麝靈治愈諸喘丸

※藥品

夏枯草　五斤
蓮子肉微灸 五斤
麥門冬　五斤
蘇葉　五斤
赤茯苓　三斤
烏藥　三斤
小茴香微炒 三斤
鏡面朱砂 二兩 但細粉末

　　　　使用混合粉末劑

三・急慢驚氣
二・諸癇疾症
一・諸喘症
※適應症

麥芽 使用
灸白朮
※粉末劑

適應症：諸喘症, 諸癇疾症, 急慢驚氣

麝靈貝母鼠逆丸

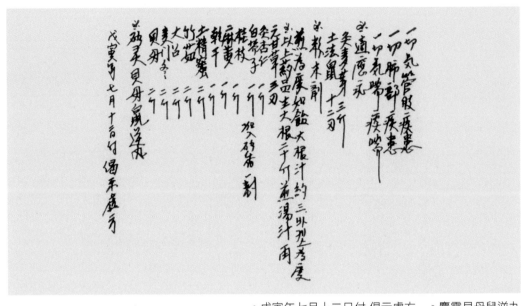

○ 戊寅年七月十二日付 偈示處方　○ 麝靈貝母鼠逆丸

灸麥芽　三斤
土法鼠　十二兩
※粉末劑

一切氣管支疾患
一切肺部疾患
一切氣喘 痰喘

※適應症

爲度如飴　大根汁約三양동이爲度
※以上藥品 生大根二十斤 煎湯汁再煎

麝香　一封
元甘草　三兩
灸杏仁　一斤
白芥子　一斤
桂枝　一斤
麻黃　一斤
乾薑　一斤
土精蜜　二斤
竹茹　二斤
大棗　二斤
麥門冬　二斤
貝母　二斤

適應症：一切氣喘痰喘, 一切肺部疾患, 一切氣管支疾患

膀尿清癌丸

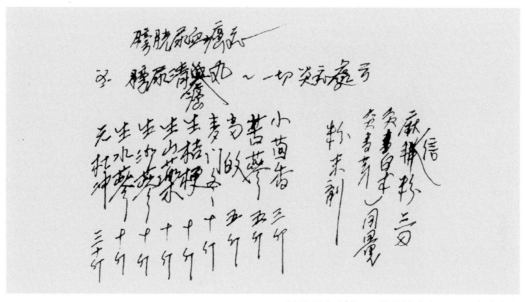

。膀胱尿血癌症　　。膀尿清癌丸～一切炎症處方

麻信紛　三兩
灸白朮　同量
灸麥芽
※粉末劑

小茴香　三斤
苦蔘　　五斤
當歸　　五斤
麥門冬
生桔梗　十斤
生山藥　十斤
生沙蔘　十斤
生水蔘　十斤
元杜冲　三十斤

適應症：尿血癌症, 一切炎症

神經性胃癌湯

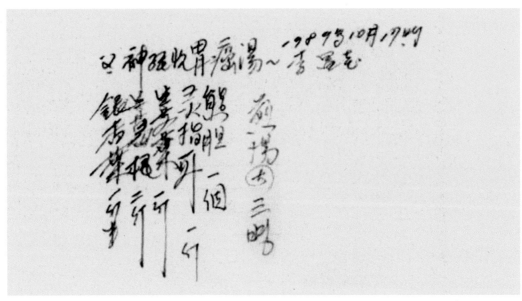

。1989年 10月 17日付　。神經性胃癌湯 ~ 李昌圭

煎湯 大 三瓶

熊膽　　　一個
靈芝耳　　一斤
生艾葉　　一斤
生葛根　　二斤
銀杏葉　　一斤半

適應症：胃癌

三號白炭湯

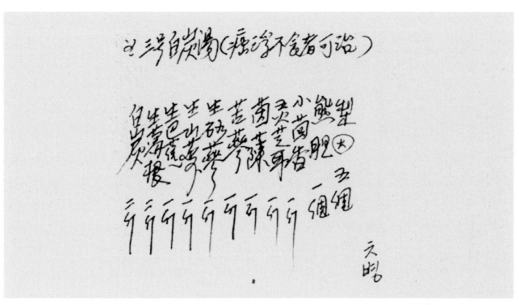

。三號白炭湯(癌浮不食者可治)

白炭	生葛根	生芭蕉	生山藥	生沙蔘	苦蔘	茵蔯	靈芝耳	小茴香	熊膽	梨大	六瓶
二斤	二斤	一斤	一斤	一斤	一斤	一斤	一斤	一斤	一個	五個	

適應症：治癌浮不食症

高低血壓證治丸

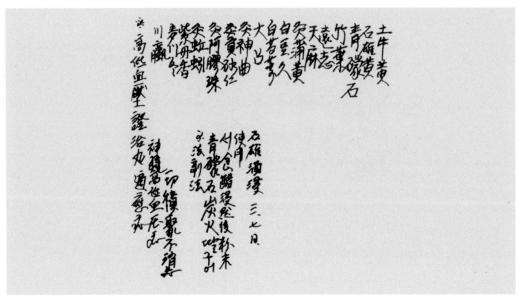

。高低血壓證治丸

土牛黃
石雄黃
靑礞石
竹葉
天麻
遠志
灸蒲黃
白荳蔲
白芍藥
大棗
灸神麴
灸貢砂仁
灸阿膠珠
灸蚯蚓
紫丹香
麥門冬
川蠃

一切績聚不消症

神經性高低血壓症

※適應症

石雄酒浸 三・七日

食醋浸然後粉末使用

靑礞石炭火 달구어서

※法製法

適應症：神經性高低血壓症, 一切績聚不消症

蓬棱益智湯

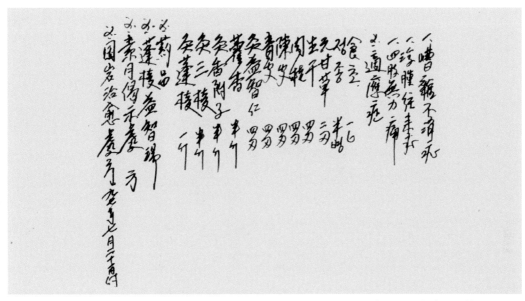

◦ 國岩治愈處方 九七年七月二十一日付　◦ 素月偈示處方　◦ 蓬棱益智湯

一 · 嘈雜不消症
一 · 浮腫往來症
一 · 四肢無力痛

※適應症

食醋　一匕
정종　半瓶
元甘草　二兩
生薑　四兩
肉桂　四兩
陳皮　四兩
靑皮　四兩
灸益智仁　四兩
藿香　半斤
灸香附子　半斤
灸三稜　半斤
灸蓬朮　一斤

※藥品

適應症： 四肢無力痛, 浮腫往來症, 嘈雜不消症

防己三象湯

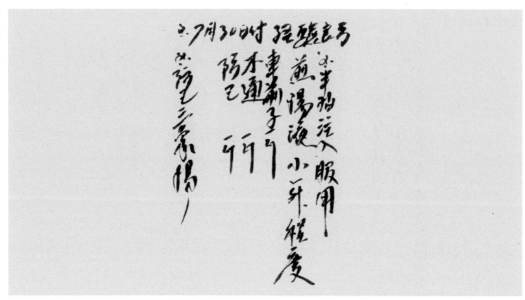

。7月 30日付 經驗良方　。防己三象湯

※半刯　注入服用

煎湯液　小一升程度

車前子　一斤

木通　　一斤

防己　　一斤

適應症：浮腫

川贏湯

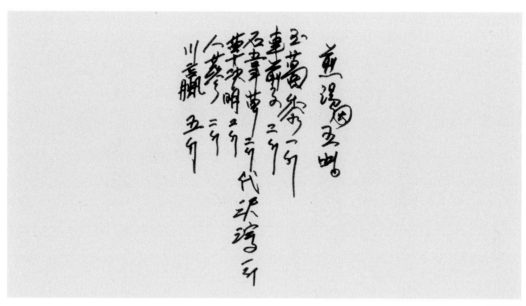

。川贏湯

煎湯　大　五瓶

玉蜀黍　一斤

車前子　二斤

石韋草　二斤　代澤瀉　一斤

草決明　二斤

人蔘　二斤

川贏　五斤

適應症：浮腫

通軟湯

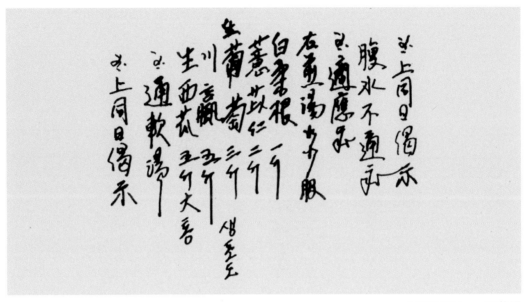

。上同日偈示　。通軟湯

腹水不通症

※適應症

右煎湯少少服

白茅根　一斤

薏苡仁　二斤

生葡萄　三斤

川羸　　五斤

生西瓜　五斤 大룡

適應症：腹水不通症

麝靈除祛腹水丸

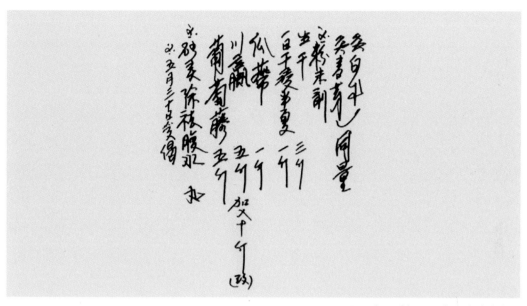

。五月三十日受偈　　。麝靈除祛腹水丸

灸白朮　同量

灸麥芽

※粉末劑

生薑　　三斤

一日薑浸半夏一斤

瓜蒂　　一斤

川蠃　　五斤　加入十斤（改）

葡萄藤　五斤

適應症：腹水

燥渴症單方

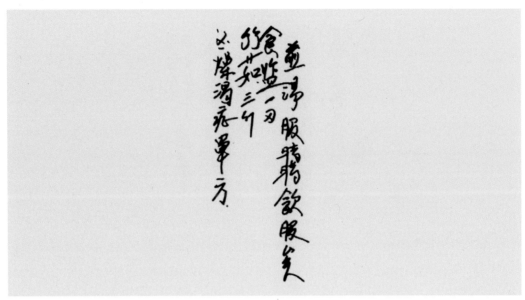

。燥渴症單方

煎湯服時時飲服矣
食鹽　一兩
竹茹　三斤

適應症：燥渴

靈治三消丸

◦ 靈治三消丸

麥芽 白朮

※ 粉末劑

※右煎湯取液爲丸

食前空腹 一匕
기름짜서 朝夕二回
杏仁 大一升
들깨 大一斗

黃蓮　二斤
甘菊花　十斤
當歸　三斤
白芍藥　三斤
麥門冬　十斤
玄蔘　三斤
蓮子肉　五斤(炙)
貝母　十斤
天花粉　十斤
白茅根　二斤
山藥　五斤
茜根　二十斤(꼭두서니풀)
稻根　二十斤
藥品

※三消之原因
上消之因者燥渴　糖尿也
中消之因者虛飢　糖尿也
下消之因者勞倦　糖尿也

適應症： 三消症

三消症治癒法

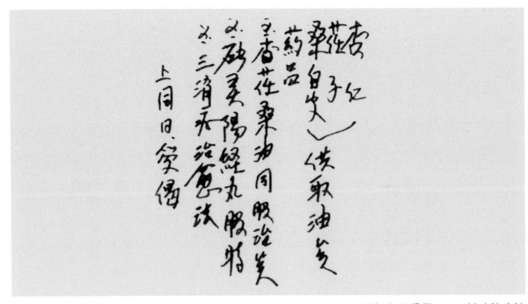

藥品

桑白皮

荏子

杏仁 供取油矣

※杏荏桑油同服治矣

※麝靈陽經丸服時

適應症：三消症

食道狹窄方

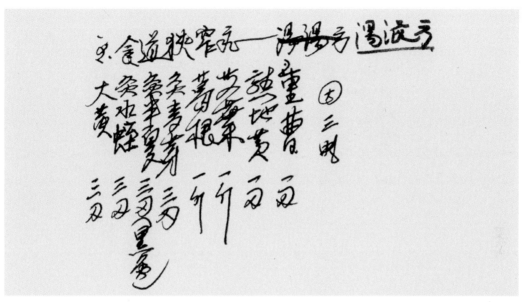

大 三瓶

重曹　一兩
熟地黃　一兩
艾葉　一斤
葛根　一斤
灸麥芽　三兩
灸半夏　三兩（黑灸）
灸水蛭　三兩
大黃　三兩

適應症：食道狹窄症

功明自定處方

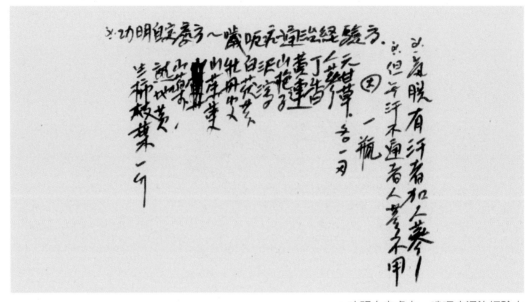

。功明自定處方～噦呃症通治經驗方

※氣脫有汗者加人蔘
※但無汗不通者人蔘不用

生柿枝葉　一斤
熟地黃
山藥
山茱萸
牧丹皮
白茯苓
澤瀉
山梔子
黃蓮
丁香
人蔘
元甘草　各一兩
大一瓶

適應症：噦呃症通治

柿丁湯

。俗性他人處方　　。一名柿丁湯

乾柿蔕 二兩
乾丁香 一兩
一回湯分噦呃時服卽止
數次反復飲으로 噦呃症治癒됨.

適應症：噦呃

柿蔕丁香湯

○ 治驗例의 事實　○ 柿蔕丁香湯

※ 肝癌腹水 浮腫으로 手足腹部가 腫大된 患者로서 噦呃症이 發病되
　어 五·六日間의 極甚噦呃症으로 幾至死境인 患者인 바, 俗性處方
　인 柿蔕丁香湯으로 起死回生하다.

適應症：噦呃症

腸炎湯

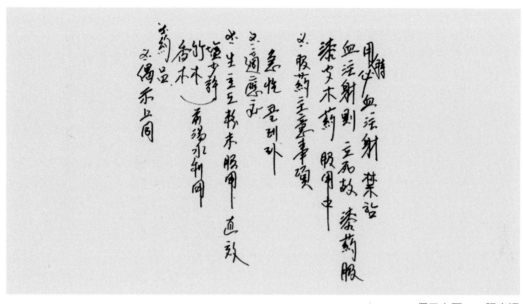

。偈示上同　。腸炎湯

必血注射禁함

血注射則立死 故漆藥服用時

※服藥注意事項

漆皮木藥服用中

急性콜레라

※適應症

※生豆粉末服用 直效

塩少許 煎湯水利用

竹茹

香木

※藥品

適應症：急性콜레라

麝靈鎮崇筋腫丸

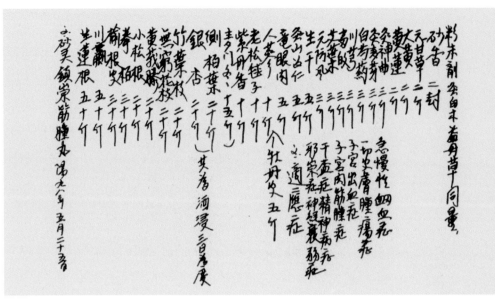

。陽九八年五月二十五日　。麝靈鎮崇筋腫丸

艾葉　三斤

元防風　三斤

生薑　五斤

灸酸棗仁　五斤

龍眼肉　五斤

牧丹皮　五斤

人蔘　十斤

老松毬子　十斤

紫檀香　十斤

麥門冬　十五斤

側柏葉　二十斤　酒浸三日爲度

銀杏　二十斤　酒浸三日爲度

竹葉枝　二十斤

無窮花枝　二十斤

黃我藤　二十斤

小松根　二十斤

拳栢　三十斤

楡根皮　三十斤

川蘡　五十斤

生蓮根　五十斤

益母草 同量
灸白朮
※粉末劑

麝香 二封
元甘草 二斤
大黃 二斤
黃蓮 二斤
灸神麴 三斤
灸麥芽 三斤
白芍藥 三斤
川芎 三斤
當歸 三斤

急慢性衄血症
一切皮膚腫瘍症
子宮出血症
子宮肉筋腫症
精神病症
憂鬱症
神經衰弱症
邪崇症
※適應症

適應症：邪崇症, 神經衰弱症, 憂鬱症, 精神病症, 子宮肉筋腫症,
子宮出血症, 一切皮膚腫瘍症, 急慢性衄血症

潰合通仙丸

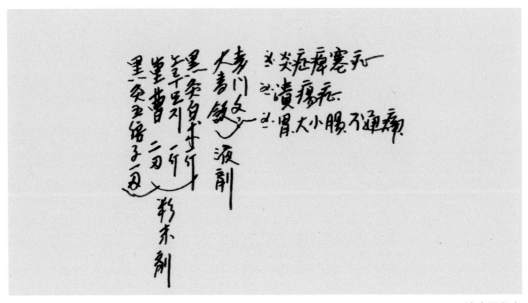

。潰合通仙丸

※ 炎症痺塞症

※ 潰瘍症

※ 胃大小腸不通痛

麥門冬
大麥飯
※ 液劑

黑灸白朮 一斤
노루모지 一斤
重曹 二兩
黑灸五倍子 一兩
※ 粉末劑

。二次再造劑潰合通仙丸

重曹 九兩
노루모지 三斤
黑灸五倍子 三兩
黑灸白朮 三斤
※粉末劑

大麥飯 五器
麥門冬 五斤
※液體

適應症：炎症痺塞症, 潰瘍症, 胃大小腸不通痛

麝靈完全癒潰丸(一名 明礬癒潰丸)

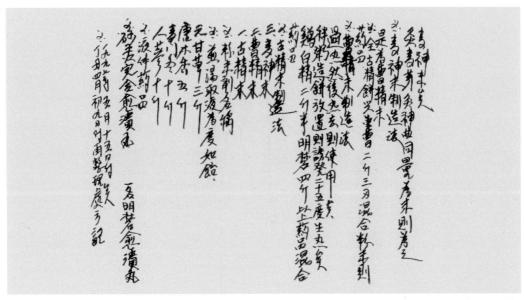

。丁丑四月初九日付 再整理處方記　一九九七年五月十五日付矣
。 麝靈完全癒潰丸 一名明礬癒潰丸

三．麥神末
二．曹精末
一．古精末
※粉末劑名稱

※煎湯取液爲度如飴
元甘草　三斤
唐木香　五斤
麥門冬　十斤
人蔘　十斤
※液體藥品

∘ 古精末製造法, 曹精末製造法, 麥神末製造法

麥神末矣

灸麥芽灸神麴 同量爲末則爲之

※麥神末製造法

藥品

是爲重曹末

全古精餅與重曹 二斤三兩 混合粉末則

※曹精末製造法

藥品

過熱然後熱去則使用矣

拌粥造餅放置 則誘發二十五度生熱矣

鷄白精二斤半 明礬四斤 以上藥品混合

藥品

※古精末製造法

適應症：潰瘍

麝靈潰愈丸

。丁丑年三月二十二日 素月受偈　。麝靈潰愈丸

精古末取液爲丸調服矣

（改二斤三兩使用粉末）混合

※重曹　半斤

造成粉末矣　謂之精古粉末也

誘發熱生矣　過熱然後熱去則

※右藥品混合拌粥造餅放置則

枯明礬　四斤

※清精鷄卵　約二斤半

元甘草　三斤　煎湯如飴爲液用

唐木香　三斤

藥品

適應症：潰瘍

麝靈甲乳止消丸

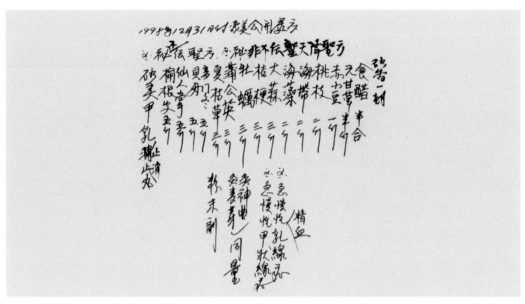

。1998年 12月 31日付 象美公開處方　。秘不傳聖方　。秘非不傳聖天降聖方　。麝靈甲乳止消丸

榆根皮	仙人掌	貝母	麥門冬	夏枯草	蒲公英	牡蠣	桔梗	大蒜	海藻	海帶	桃枝	赤小豆	元甘草	食醋	麝香	※粉末劑	灸麥芽	灸神麴 同量
五斤	五斤	五斤	五斤	三斤	三斤	三斤	三斤	三斤	二斤	二斤	二斤	一斤	半斤	半合	一封			

※急慢性精血乳腺症

※急慢性甲狀腺症

適應症：急慢性甲狀腺症, 急慢性精血乳腺症

麝靈甲乳消止丸

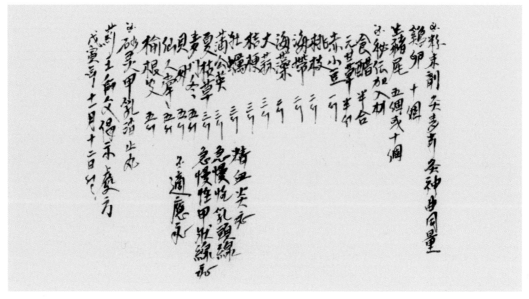

。戊寅年十一月十二日付　。藥王師父偈示處方　。麝靈甲乳消止丸

鷄卵　十個
生豬尾　五個或十個
※秘傳加入材
食醋　半合
元甘草　半斤
赤小豆　一斤
桃枝　二斤
海帶　二斤
海藻　二斤
大蒜　三斤
桔梗　三斤
牡蠣　三斤
浦公英　三斤
夏枯草　五斤
麥門冬　五斤
貝母　五斤
仙人掌　五斤
楡根皮　五斤

精血炎症
急慢性乳頭腺症
急慢性甲狀腺症
※適應症
灸神麴 同量
灸麥芽
※粉末劑

適應症：急慢性甲狀腺症, 急慢性乳頭腺症, 精血炎症

麝靈明蠟丸

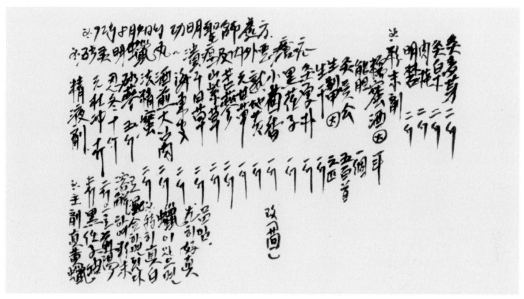

◦ 1992年 8月 4日付 功明聖師處方　◦ 麝靈明蠟丸 ~ 潰瘍及內外惡瘡症

糯密酒　大 一斗
熊膽　一個
灸蜈蚣　五百首
生鼈甲大 六匹
生薑　一斤
灸厚朴　一斤
黑荏子　一斤
小茴香　一斤
熟地黃　一斤
元甘草　一斤
苦蔘　二斤
山紫草　二斤
千日草　二斤
海桐皮　二斤
酒煎大棗肉　二斤
法精蜜　二斤
沙蔘　五斤
忍冬　十斤
元杜冲　十斤
精液劑

品임.
있으면 尤히 好眞
※特히 眞白蠟이

다.
末로 混合하면 된
煎湯溶解하여 粉
黑荏子油二斤으로
※主劑眞黃蠟二斤으로
灸麥芽　二斤
灸白尤　二斤
肉桂　二斤
明礬　二斤
※粉末劑

適應症：潰瘍, 內外惡瘡症

家鴨精(一名 家鶩精)

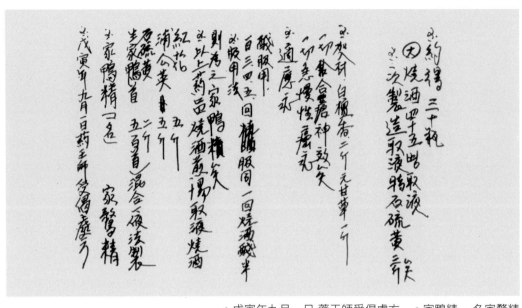

◦ 戊寅年九月一日 藥王師受偈處方　◦ 家鴨精 一名家鶩精

※ 約得三十瓶

大燒酒四十五瓶取液

※ 一次製造取液時 石硫黃三斤矣

元甘草 一斤

白檀香 二斤

※ 加入材

一切合瘡神效矣

一切急慢性癌症

※ 適應症

一回燒酒醸半醸服用

一日三四五回服用

※ 服用法

燒酒 則爲之家鴨精矣

※ 以上藥品燒酒煎湯取液

紅花 五斤

浦公英 五斤

石硫黃 二斤　混合一夜法製

生家鴨首 五百首

適應症：一切急慢性癌症, 一切合瘡

萬癒外用散

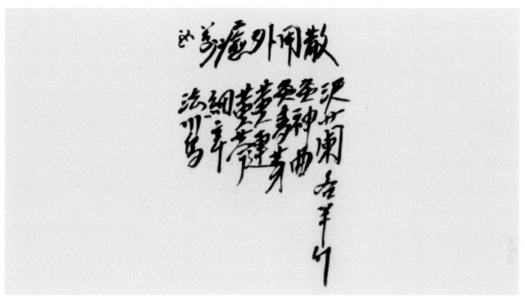

澤蘭
炙神麴
炙麥芽
黃蓮
黃芩
細辛
法川烏

各半斤

適應症：打撲損傷後 浮腫과 痛症

折骨傷粉骨傷方

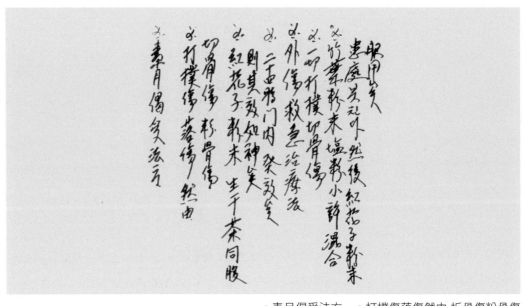

◦素月偈受法方　◦打撲傷落傷然由 折骨傷粉骨傷

附着然後 紅花子粉末服用矣

※竹葉粉末 鹽粉少許 混合附患處

※一切打撲折骨傷

※外傷救急治療法

※二十四時間內發效矣

則其效如神矣

※紅花子粉末 生薑茶 同服

適應症：打撲傷, 落傷, 折骨傷, 粉骨傷

生明膏

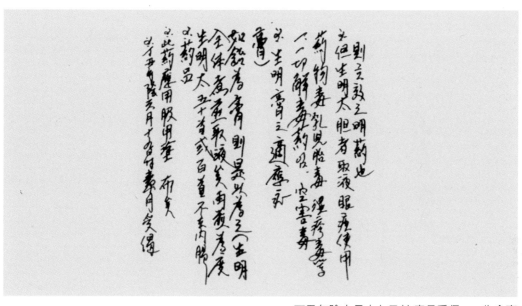

。丁丑年陰六月十九日付 素月受偈　。生命膏

※此藥應用服用塗布矣

※藥品

生明太 五十首或百首不去內腸

全體煮煎取液矣 再煎爲度

如飴爲膏則是以爲之(生明膏)

※生明膏之適應症

一切解毒藥임

空害毒

藥物毒

乳兒胎毒

濕疹毒 等

※但生明太膽者取液眼疾使用

則立效之明藥也

適應症：一切解毒藥, 空害毒, 藥物毒, 乳兒胎毒, 濕疹毒 等

益母養胎丸

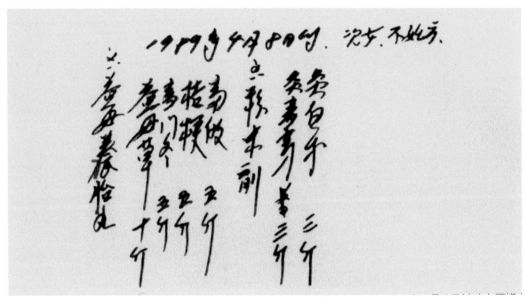

。1989年 4月 8日付 次女不姙方　　。益母養胎丸

灸白朮 三斤

灸麥芽 三斤

※粉末劑

當歸 五斤

桔梗 五斤

麥門冬 五斤

益母草 十斤

適應症：不姙

麝靈産兒丸

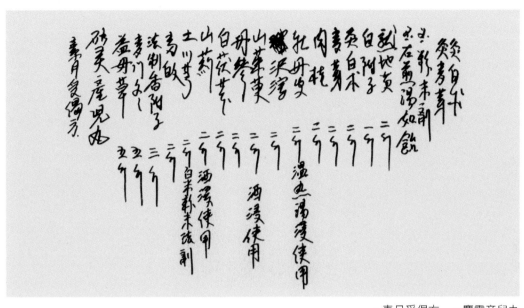

。素月受偈方　。麝靈産兒丸

灸白朮
灸麥芽
※粉末劑

※右煎湯如飴
熟地黃　二斤
白附子　一斤
灸白朮　二斤
麥芽　二斤
肉桂　二斤　溫熱湯浸使用
牧丹皮　二斤　溫熱湯浸使用
澤瀉　二斤
山茱萸　二斤　酒浸使用
丹蔘　二斤
白茯苓　二斤
山藥　二斤　酒浸使用
土川芎　二斤　白米粉末法劑
當歸　二斤
法制香附子　三斤
麥門冬　五斤
益母草　五斤

適應症：不姙

百年益棗湯

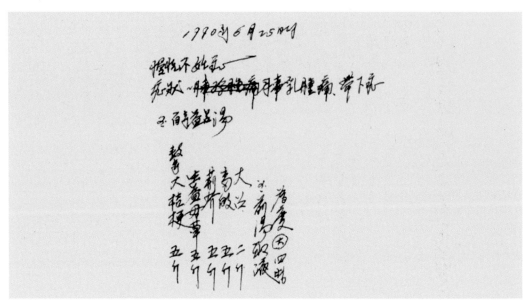

。1990年 6月 25日付　　。慢性不姙症　　。症狀 ~ 月事乳腫痛 帶下症　　。百年益棗湯

爲度　大　四瓶
※ 煎湯取液
大棗　　　二斤
當歸　　　五斤
荊芥　　　五斤
生益母草　五斤
數年大桔梗　五斤

適應症：慢性不姙症

强精百日丸

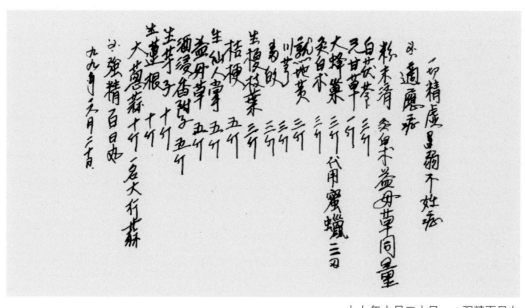

一切精虛弱不姙症
※適應症
※粉末劑

益母草　同量

灸白朮

白茯苓　　　　三斤

元甘草　　　　一斤

大蜂巢　　　　三斤　代用蜜蠟　三兩

灸白朮　　　　三斤

熟地黃　　　　三斤

川芎　　　　　三斤

當歸　　　　　三斤

生榡枝葉　　　三斤

桔梗　　　　　五斤

生仙人掌　　　五斤

益母草　　　　五斤

酒浸香附子　　五斤

生芋子　　　　十斤

生蓮根　　　　十斤

大蔥蒜　　　　十斤（一名 大行蒜）

適應症：一切精虛弱不姙症

作鵠湯

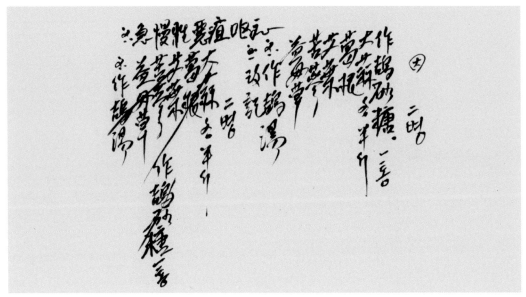

○急慢性惡疽嘔症　　○作鵠湯

大二瓶

作鵠砂糖　一桶

大蒜　　　各半斤

葛根

艾葉

苦蔘

益母草

適應症：急慢性惡疽嘔症

長後補陽湯

。產後產母虛弱治愈劑　。長後補陽湯

炙山藥 麥門冬 炙白朮 各五錢 桔梗 甘草 各一錢

適應症：產後產母虛弱治愈劑

子淋微出血方

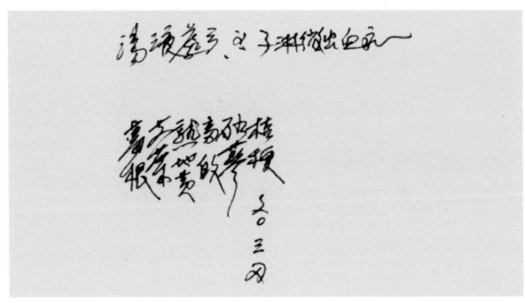

。湯液處方　。子淋微出血症

桔梗
沙蔘
當歸　　各三兩
熟地黃
艾葉
葛根

適應症：子淋微出血症

益母補宮丸

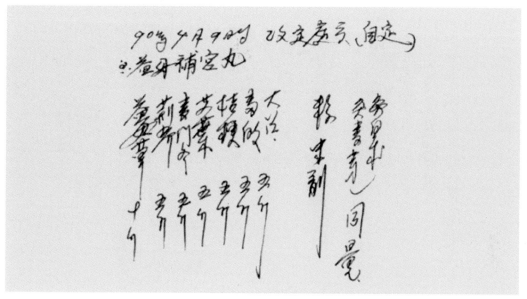

。1990年 4月 9日付 改定處方(自定) 。益母補宮丸

灸白朮　同量
灸麥芽
※粉末劑

大棗　　五斤
當歸　　五斤
桔梗　　五斤
艾葉　　五斤
麥門冬　五斤
荊芥　　五斤
益母草　十斤

適應症：一切 子宮疾患, 子宮虛弱性 不妊症

麝靈內宮筋腫丸

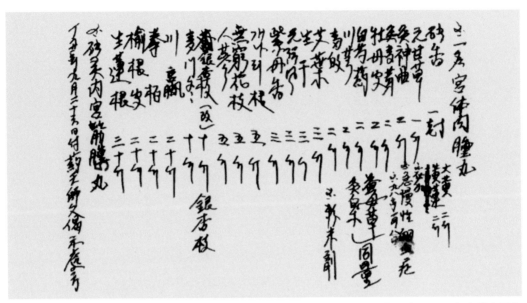

。丁丑年九月二十六日付 藥王師父偈示處方 　。麝靈內宮筋腫丸 　。一名宮體肉腫丸

灸神麴 二斤
灸麥芽 二斤
牧丹皮 二斤
白芍藥 二斤
川芎 二斤
當歸 二斤
艾葉 三斤
生薑 三斤
元防風 三斤
紫檀香 三斤
개나리枝 五斤
無窮花枝 五斤
人蔘 五斤
銀杏枝 十斤
麥門冬 二十斤
川藊 二十斤
卷柏 二十斤
楡根皮 二十斤
生蓮根 三十斤

大黃 二斤
黃蓮 二斤
※必加
※急慢性衄血症
※九八年一月八日

益母草 同量
灸白朮
※粉末劑

麝香 一封
元甘草 一斤

適應症： 子宮筋腫, 急慢性衄血症

麝香消宮筋腫丸

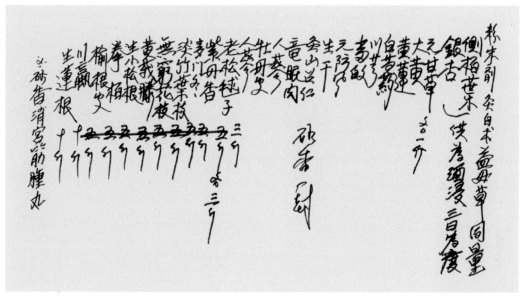

◦ 麝香消宮筋腫丸

川芎　各一斤
當歸
元防風
生薑
灸山棗仁
龍眼肉
牧丹皮
人蔘　各三斤
老松毬子
紫丹香
麥門冬
淡竹葉枝
無窮花枝
黃茋藤
生小松根
卷柏
榆根皮
川藶　十斤
生蓮根　十斤

益母草　同量
灸白朮
※粉末劑

麝香　一封
供爲酒侵三日爲度
側柏葉
銀杏
元甘草　各一斤
大黃
黃蓮
白芍藥

適應症：子宮筋腫

■ 참고

인삼이 중복 기록되어 있다. (麝靈內宮筋腫丸 p.198, 麝靈鎭崇筋腫丸 p.176과 비교)

小兒養生丹(一名 萬病通治丸)

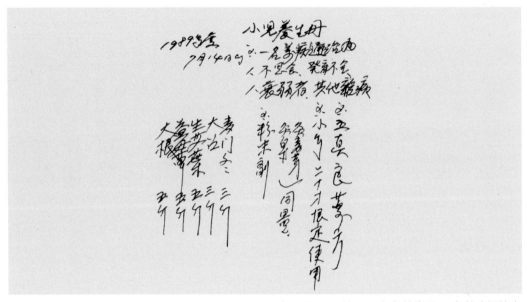

。1989年 7月 14日付　　。小兒養生丹 一名萬病通治丸

一 · 衰弱者 其他雜病

一 · 不思食 發育不全

※ 五眞良藥方

※ 小年二十歲 限定使用

灸麥芽 同量

灸白朮

※ 粉末劑

麥門冬　三斤

大棗　　三斤

生艾葉　五斤

益母草　五斤

大根　　五斤

適應症: 不思食, 發育不全, 衰弱者, 其他雜病

麝靈體長丸

。素月受偈處方　。麝靈體長丸

灸何首烏

灸神麴

※粉末劑

如綠豆大矣

※右煎湯爲度如飴取末爲丸

土種蜜　五斤

元甘草　二斤

麥芽　二斤

木香　二斤

白茯苓　二斤

灸白朮　三斤

遠志　三斤

龍眼肉　三斤

酸棗仁（灸）　三斤

蜜灸黃芪　五斤

人蔘　五斤

當歸　五斤

麥門冬　五斤

適應症：成長

少兒通語湯

。1999年 2月 21日 於梅芳濟山　。象元象九象道象南東華
。少兒言語治愈劑　。少兒通語湯(能聽覺而不能言者)

生白果 五加皮 三斤 元甘草 三兩 煎湯服

適應症：能聽覺而不能言

麝靈壯强丸

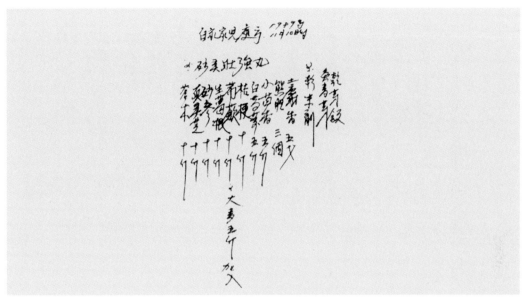

。1989年 11月 10日付　。自家家兒處方　。麝靈壯强丸

乾芽飯
灸麥芽
※粉末劑

土麝香　　五錢
熊膽　　　三個
大麥　　　五斤
小茴香　　五斤
白芍藥　　五斤
桔梗　　　十斤
蕕斂　　　十斤
生葛根　　十斤
沙蔘　　　十斤
眞靈芝　　十斤
蒼朮　　　十斤

適應症：小兒强壯

前條消腫丸

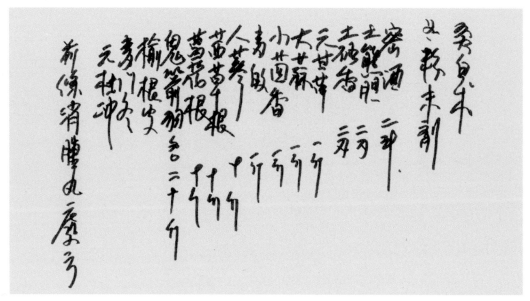

。前條消腫丸處方

灸白朮
※粉末劑

密酒　　　二斗
土熊膽　　二兩
土麝香　　二兩
元甘草　　一斤
大蒜　　　一斤
小茴香　　一斤
當歸　　　一斤
人蔘　　　十斤
茜草根　　十斤
菖花根　　十斤
鬼箭羽　　二十斤
楡根皮　　二十斤
麥門冬　　二十斤
元杜冲　　二十斤

改定陽經丸

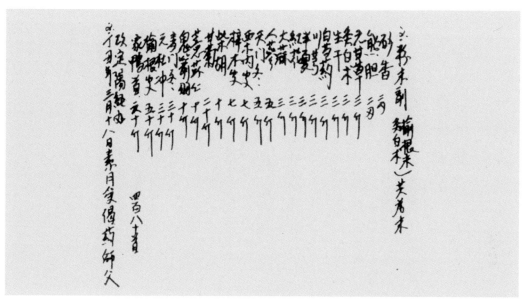

。丁丑年三月十八日 素月受偈藥師父　　。改定陽經丸

藥品	分量	비고
麝香	二兩	楡根末 共爲末
熊膽	二兩	
元甘草	三斤	灸白朮
灸甘草	三斤	※粉末劑
生薑	三斤	
白芍藥	三斤	
川芎	三斤	
半夏	三斤	
紅花	三斤	
大蒜	三斤	
人蔘	五斤	
天門冬	五斤	
栗內皮	七斤	
樟木皮	七斤	
柴胡	十斤	
甘菊	二十斤	
薏苡仁	十斤	
鬼箭羽	十斤	
麥門冬	三十斤	
元杜冲	三十斤	
楡根皮	五十斤	
家鴨首	六十斤 四百八十首	

麝靈三精回陽丸

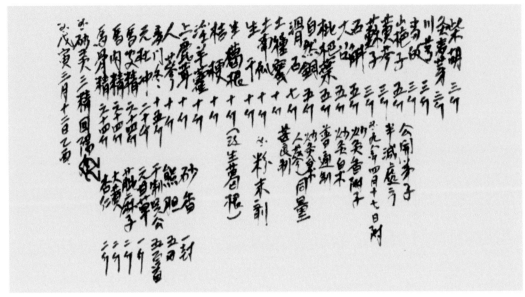

。戊寅三月十二日乙酉　。麝靈三精回陽丸

蘇子 三斤
石斛 五斤
大棗 五斤
枇杷葉 五斤
自然銅 五斤
滑石 七斤
土種蜜 十斤
土南瓜 十斤
生薑 十斤
生葛根 十斤
桔梗 十斤
淫羊藿 十斤
上鹿茸 十斤
人蔘 十斤
麥門冬 十五斤
元杜冲 二十斤
馬皮精 六十四斤
馬肉精 六十四斤
馬骨精 六十四斤

麝香 一封
熊膽 五兩
薑制蜈蚣 五百首
元甘草 一斤
萞麻子 二斤
大黃 二斤
杏仁 二斤
柴胡 三斤
灸麥芽 三斤
川芎 三斤
當歸 三斤
山梔子 五斤
黃芩 三斤

公開弟子
半減處方
※九八年四月十七日附
炒灸香附子
炒灸白尤
普通制
炒灸白尤 同量
人蔘
甚良制
※粉末劑

適應症 : 治喉頭炎症, 治食道炎症, 治氣管支炎症, 治肺炎症, 治胸鬱症,
治口眼喎斜症, 治難産症, 治耳下腺炎症.

治貧血症, 治失血症, 治血寒症, 治眩暈症, 治血蠱症,
治長筋脈症(一名靜脈露出症), 治腰脊虛弱症, 治除伏熱症,
治除下焦氣脫症, 治久服則 輕身益氣而 壯健强志矣
但必法製非良質則 不可效能而 構成疾病矣.

治五官諸症疾病矣. 治眼炎症, 治鼻炎症, 治耳炎症, 治口炎症,
治舌炎症, 治頭瘡症, 治耳瘡症, 治蓄膿症, 治前陰蠹瘡症,
治身上瘡症, 治濕疹症, 治療疽症, 治小兒夜啼症.

小腦脂肪肉腫方

。1992年 7月 6日 臨床實驗處方　。泰君處方
。小腦脂肪肉腫症 小兒處方　。七月二十七日 再次問　。小腦脂肪肉腫方

日三回　服한다.
一回服飲量으로 定하고
※右煎湯 燒酒勺을
灸蜈蚣　千首
生鱉甲　三四
熟地黃　一斤
紅蔘　一斤
灸麥芽　二斤
忍冬　三斤
麥門冬　三斤
灸元杜冲 三斤
大
五瓶

適應症 : 小腦脂肪肉腫症

救急治愈法

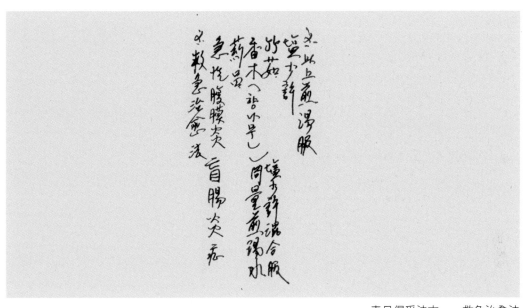

。素月偈受法方　。救急治愈法

※ 以上煎湯服

塩少許

同量煎湯水 塩少許 混合服

香木（향나무）竹茹

※ 藥品

急性腹膜炎 盲腸炎症

※ 救急治愈法

適應症：急性腹膜炎, 盲腸炎症

古精末, 曹精末, 麥神末 製造法

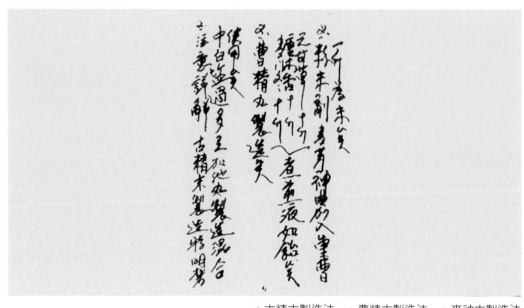

。古精末製造法　。曹精末製造法　。麥神末製造法

一斤爲末矣

神麴 加入重曹

麥芽

※ 粉末劑

元甘草　十斤　煮煎液如飴矣

唐木香　十斤

麥門冬　十斤

※ 曹精丸製造矣

加他丸製造混合使用矣

明礬中白鹽過多로

※ 注意詳解古精末製造時

■ 참고

古精末, 曹精末, 麥神末 製造法은 麝靈完全癒潰丸(一名 明礬癒潰丸) (180페이지)
참조.

紅花麴 芒硝法製法

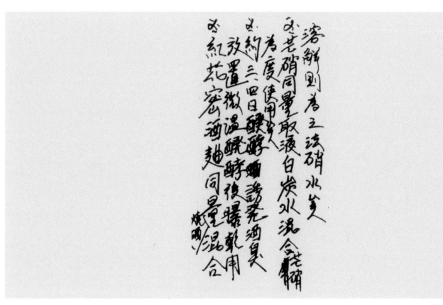

。紅花麴 芒硝法製法

芒硝溶解則 爲之法硝水矣
※ 芒硝同量取液 白炭水混合
爲度 使用矣
※ 約三·四日醱酵誘發 酒臭
放置 微溫醱酵後 曝乾用
※ 紅花密酒麴同量燒酒混合

長尖丸 製造法

○ 長尖丸 製造法

※製造法
粉末取液爲丸 形象長尖丸爲度
一日一回長尖丸一個挿入鼻空中
左右交代治療함
※長尖丸一個重 五分 乾則三分爲度

長尖丸

適應症：鼻瘜症

해설：기록에 약품 내용이 없습니다.

黑筍根(一名 烏竹根)의 效能

◦ 黑筍根의 效能 一名 烏竹根

1. 心臟疾患
2. 關節炎症
3. 肝疾症
※ 關節引經藥

해설 : 순은 筍을 말하니 黑筍根으로 표기한다.

經驗立效方

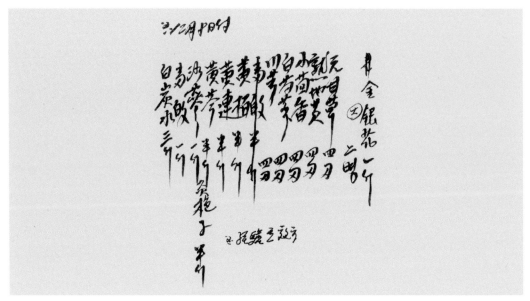

◦ 12月 8日付　◦ 經驗立效方

大二瓶		
金銀花	一斤	
元甘草	四兩	
熟地黃	四兩	
小茴香	四兩	
白芍藥	四兩	
川芎	四兩	
黃栢	半斤	
黃蓮	半斤	
黃芩	半斤	
灸梔子	半斤	
沙蔘	一斤	
當歸	一斤	
白炭水	三斤	

第一章(生蟹介)

◦ 第一章(生蟹介)

生蟹介	乾漆皮	元杜冲	元柴胡	菖花根	生葛根	千日草	人蔘	黃芪	麥門冬
百五十斤	三十斤	三十斤	三十斤	三十斤	十斤	十斤	十斤	十斤	十斤

第二章(熟地黃)

小茴香	唐牛膝	金銀花	大蒜	當歸	山茱萸	山藥	山棗仁	熟地黃
五斤	十斤	十斤	十斤	十斤	十斤	十斤	十斤	十斤

第三章(白芍藥)

。第三章(白灼藥)

白芍藥	五味子	生薑	三稜	蓬朮	元甘草
三斤	三斤	三斤	三斤	三斤	二斤

第四章(大棗)

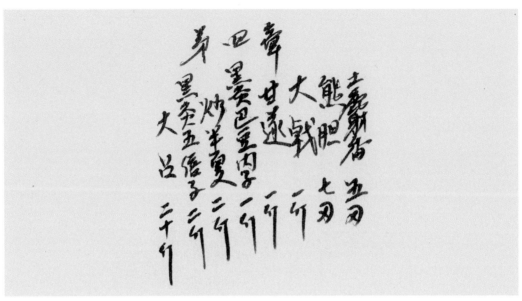

○ 第四章(土麝香)

土麝香　五兩
熊膽　　七兩
大戟　　一斤
甘遂　　一斤
黑灸巴豆內子　一斤
炒半夏　二斤
黑灸五倍子　二斤
大棗　　二十斤

21세기 한의학을 선도할 한국의 전통한의학

東醫定理學

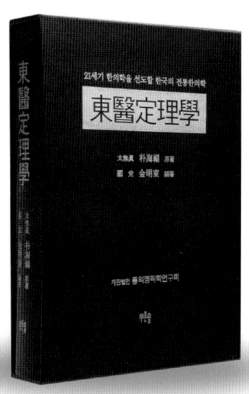

太無眞 朴海福 原著
誼函 / 國兌 金明東 編著
출판 : 푸른솔

『東醫定理學』은 원전과 해설서로 나눠 원전부분은 象理개론, 色度理別, 察色妙法, 局體理別, 陰陽五行局態理別, 道局當判理別, 鍼道理別, 구안와사, 상한론, 맥상증상이별, 상한두통, 동의정리학본초, 조제방법상해, 인삼효능이별, 정리음부경 등으로 이뤄져 있고, 해설서에는 정리학 개론, 正觀察技法理別, 천지오행십상이별법, 胃證症狀定理理別論, 정리학본초, 정리학방제, 無能五不孕理別法으로 구성되어 있다.

21세기 세계의학을 선도할 한국의 전통한의학
東醫定理學處方集

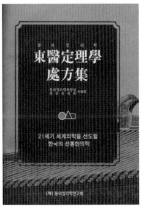

東醫定理學處方集 編纂委員會 共編著
출판 : (재) 동의정리학연구회

◆ 1984년부터 1999년까지 태무진 선사께서 제자들에게
  전해주신 900여 처방전이 수록되어 있다.

◆ 기존 의서의 처방보다는 태무신 선사의 '創方'이 중심으로
  구성되어 있다. 다양한 식물·동물·광물의 약재가 두루
  사용된 처방과 각종의 특수 법제방법, 丸劑·膏劑에 대한
  劑型 등에 대한 자료가 풍부하게 수록되어 있다.

보고 또 보고픈
한의총서(각론처방)

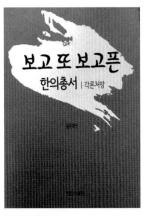

素星 김태은 著
출판 : 한창숙출판

◆ 저자가 태무진 선생님으로부터 전해 받은 처방들을 각
  장 앞에 질병 관련된 이론을 기술하고, 처방구성의 묘법을
  익힐 수 있도록 편집한 동의정리학 처방집이다. 그리고
  저자의 부친께서 전해 주신 처방들이 부전방으로 기록
  되어 있다.